reden über... Unsichtbare Krankheiten

D1721392

Sarah Renold

Unsichtbare Krankheiten

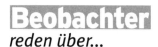

reden über...

Sarah Renold, 1969, lic. phil I, ist Pädagogin und Neurodermitis-Therapeutin und lebt in Suhr, AG.

Beobachter-Buchverlag
© 2001 Jean Frey AG, Zürich
Alle Rechte vorbehalten

Herausgeber: Der Schweizerische Beobachter, Zürich
Fotos Innenteil: Roger Gasser Photography, Basel
Gestaltung Umschlag: Bruno Bolliger, Zürich
Bild Umschlag: Image Bank, Zürich
Satz: Basler Zeitung, Basel

ISBN 3 85569 224 6

Inhalt

Die Säulen der Bewältigung

Anhang

Einführung

«Sich-selbst-sein» ist ein Grundbedürfnis des Menschen. Wir sind darauf angewiesen, unsere eigene Identität leben zu können. Viele an einer Krankheit leidende Menschen sagen, sie seien nicht mehr sich selbst. Dieses Phänomen finde ich bedeutsam. Es sagt etwas darüber aus, wie einschneidend eine Erkrankung das Leben einer Person beeinflusst. Wenn dann die Krankheit nach bestimmten medizinischen, psychologischen oder anderen Massnahmen wieder von der Bildfläche verschwindet, kann man endlich zum vorherigen Zustand zurückkehren. Oder nicht? Tatsächlich wird man nie mehr der- oder dieselbe sein wie früher, weil man sich auch während einer Krankheit weiterentwickelt. Deshalb redet man so gerne von Prozessen, also davon, dass nichts stehen bleibt, dass alles immer weitergeht und sich verändert. Leben ist Veränderung. So weit, so gut.

Was bedeutet es jedoch, wenn sich das Leben auf eine Art und Weise verändert, die man so nie geplant hat? Wenn etwas geschieht, das alles Gewohnte und Geliebte von heute auf morgen auf den Kopf stellt? Wenn man plötzlich nicht mehr «sich selbst» ist? Es bedeutet, dass man sich mit einer neuen Lebenssituation auseinander setzen muss, ohne eine Wahl zu haben. Hat man wirklich keine Wahl? Ich denke doch. Obwohl diese Aussage – verständlicherweise – bei Betroffenen heftigen Widerspruch auslösen kann, steckt doch ein Körnchen Wahrheit dahinter. Man kann sich gegen das Neue, Ungewollte, Schwierige, Schmerzhafte und Unausweichliche auflehnen. Man kann es verdrängen, man kann versuchen, es zu verleugnen. Oder man bemüht sich aktiv darum, das Beste aus der Situation zu machen. Dieser Weg ist bestimmt nicht einfach, aber er ist auch eine Chance. Die Chance auf ein Leben, das trotz allem lebenswert und sinnvoll ist.

In diesem Buch reden wir über «unsichtbare Krankheiten». Menschen, die schon seit langer Zeit unter Beschwerden psychischer und körperlicher Natur leiden, sprechen gemeinsam mit ihren Lebenspartnern und -partnerinnen über das Leben mit einer Krankheit, die man ihnen von aussen nicht ansieht. Jede der Begegnungen hat mich tief berührt, und ich möchte allen Beteiligten für ihre Offenheit danken. Wenn Leserinnen und Leser dank dem vorliegenden Buch auf ihrem eigenen Weg ein Stück weiterkommen, ist das ihr Verdienst. Bitte berücksichtigen Sie beim Lesen, dass alle Behandlungsmethoden, die von den Betroffenen in den Interviews genannt werden, individuell betrachtet werden müssen. Was für den einen hilfreich ist, muss für den anderen nicht unbedingt das Richtige sein. Es ist wichtig, dass Sie Ihren eigenen Weg gehen und die für Sie passende Methode herausfinden.

Im Sachteil habe ich versucht, die wichtigsten Elemente bei der Bewältigung einer Krankheit darzustellen. Es geht dabei unter anderem um ein «Gesundsein trotz Krankheit», um Trauerprozesse und Angehörige, um Schmerzen und Selbsthilfegruppen. Fachpersonen haben mir ihr Wissen und ihre Erfahrung zur Verfügung gestellt. Auch ihnen sei herzlich gedankt. Dieses Buch ist kein Rezeptbuch. Es handelt vielmehr davon, wie Menschen mit ihrer Krankheit umgehen. Jede Krankheit wird individuell unterschiedlich erlebt und kann deshalb nur auf einem individuellen Weg bewältigt werden. Wenn es dieses Buch schafft, Sie auf Ihrem persönlichen Weg ein Stück weiterzubringen, finde ich, ist das Ziel erreicht.

Ich wünsche Ihnen dabei viel Mut, liebevolle Unterstützung und alles Gute.

Sarah Renold

PS: Die meisten Formulierungen wurden der leichteren Lesbarkeit willen in männlicher Form gehalten, wobei die weibliche stets mit gemeint ist.

Gespräche mit Betroffenen und ihren Partner/innen

Schleudertrauma – die Fakten

Was ist ein Schleudertrauma?

Der Begriff «Schleudertrauma» steht für unfallbedingte Verletzungen der Halswirbelsäule (z.b. infolge von Auffahrunfällen) mit diversen Folgeerscheinungen. Halten die Symptome vier bis sechs Wochen nach dem Unfall immer noch an, spricht man von einem chronischen Schleudertrauma. Daraus entwickelt sich ein Krankheitsbild, das von Schmerzen und starker psychischer Belastung geprägt sein kann.

Symptome

Erste Anzeichen treten oft erst Stunden oder Tage nach dem Unfall auf. Die Hauptsymptome sind Nackenschmerzen, die in den Hinterkopf und in die Arme ausstrahlen können, Bewegungseinschränkungen in der Halswirbelsäule sowie eine Haltlosigkeit des Kopfes.

Zu den weiteren typischen Symptomen zählen:
– Übelkeit und Schwindelgefühle
– Muskelverspannungen und Nackensteifigkeit
– Schmerzen in den Schultern, an der Wirbelsäule und in der Brust
– Kopf- und Gesichtsschmerzen, Probleme im Kiefergelenk
– Störungen in der Feinmotorik (Ungeschicklichkeit)
– Seh- und Hörstörungen, Tinnitus, Lärm- und Lichtempfindlichkeit
– Schlafstörungen
– hormonelle Störungen, z.b. Libidoverlust
– Angstzustände und -träume
Noch Wochen oder Monate nach dem Unfall können Konzentrationsstörungen, rasche Ermüdbarkeit und ein genereller Leistungsabfall einsetzen.

Ursachen

50 Prozent aller Schleudertraumata werden durch einen Verkehrsunfall ausgelöst. Während des Auffahrunfalls schlägt der Kopf durch den Aufprall nach hinten aus. Dabei kann es zu diversen Verletzun-

gen der Halswirbelsäule kommen, zum Beispiel an den Knochen, Bandscheiben, Bändern, Sehnen, Muskeln, Blutgefässen sowie am Gehirn, am Rückenmark oder an den Nerven. Wenn der Kopf im Augenblick des Unfalls zur Seite gedreht ist, fallen die Folgen besonders gravierend aus. Andere Ursachen sind Sport- und Arbeitsunfälle, Schläge oder Stürze.

Häufigkeit

Pro Jahr erleiden in der Schweiz tausende von Menschen Verletzungen an der Halswirbelsäule, deren Folgen unter den Begriff Schleudertrauma fallen. Bei etwa 90 Prozent aller Verletzten kommt es zu einer vollständigen Heilung. Die restlichen Patienten entwickeln einen chronischen Verlauf.

Prophylaxe

Als vorbeugende Massnahmen gelten eine aufrechte Sitzhaltung und die korrekte Einstellung der Kopfstütze im Auto. Wer einen Auffahrunfall auf sich zukommen sieht, sollte stark bremsen, sich in den Sitz pressen und fest am Lenkrad abstützen. Der Kopf sollte nach vorn gerichtet und an die Stütze gedrückt werden. Nach dem Unfall muss die betroffene Person sofort einen Arzt aufsuchen. Es ist wichtig, dass alle Angaben zum Unfallhergang, zu den Beteiligten und den Symptomen genau notiert werden.

Auswirkungen eines Schleudertraumas

Die Verletzung der Halswirbelsäule ist von aussen nicht sichtbar. Zudem scheint der Kausalzusammenhang zwischen einem relativ kleinen Autounfall und einer chronischen Verletzung nicht plausibel. Manche Verletzungen im Halswirbelsäulenbereich lassen sich auch im Röntgenbild nicht erkennen. Vielen Patienten wird deshalb Simulation unterstellt und Unverständnis entgegengebracht. Das führt zu psychischen Belastungen und sozialem Rückzug. Als Folge der starken Schmerzen und der kompletten Lebensumstellung treten

Angstzustände und Depressionen, Medikamenten- oder Suchtmittelmissbrauch auf.

Behandlung

In der ersten Zeit nach dem Unfall werden in erster Linie Ruhe und Schmerzfreiheit angestrebt. Eine der ersten Massnahmen ist häufig das Tragen eines Schanz-Verbandes (wattierter Stützkragen) während einiger Tage. Er stabilisiert vor allem die Haltung des Kopfes. Symptome sollten stets genau beobachtet und dem Arzt mitgeteilt werden. Erst in einem zweiten Schritt muss sich der Patient nebst der Einnahme von Medikamenten auf eine langfristige (und vorsichtige) Behandlung mit fachkundiger Physiotherapie und gezielter Massage mit Wärme- oder Kälteumschlägen einstellen. Wichtig ist eine detaillierte Anamnese und exakte Diagnose des Arztes. Röntgenaufnahmen und eine umfassende körperliche und neurologische Untersuchung sind unabdingbar.

Komplementäre Heilmethoden

Verletzungen im Halswirbelsäulenbereich sind sehr heikel und können durch falsche Behandlung leicht verschlimmert werden. Eine komplementärmedizinische Massnahme sollte deshalb unbedingt mit dem Arzt abgesprochen werden. Bei chronischem Verlauf haben sich Lymphdrainage, Atlaslogie, Craniosakral- und Alexandertherapie bei gut ausgebildeten Therapeuten bewährt. Auch Watsu, eine sanfte Massage der Wirbelsäule durch Wasserbewegungen (Shiatsu im Wasser), und Entspannungsübungen helfen in vielen Fällen. Was dem einen nützt, kann aber dem anderen unter Umständen schaden.

Wie gehe ich am besten mit einem chronischen Schleudertrauma um?

Bei einem chronischen Verlauf kann eine langfristige medizinische Behandlung unumgänglich werden. Daneben kann der Betroffene selber für ein besseres Befinden sorgen, indem er auf eine adäquate

Körperhaltung achtet und sich viel Ruhe und Erholung gönnt, die aber nicht in soziale Isolation und Passivität münden dürfen. Entspannungsübungen helfen bei Schmerzen und psychischen Belastungen und entlasten die Wirbelsäule. Alles, was die persönliche Lebensqualität erhöht, kann den Umgang mit der Krankheit optimieren. Die dauerhaften Schmerzen können mit einem gezielten Schmerz-Programm besser bewältigt werden. Reaktionen auf psychischer Ebene sollten unbedingt ernst genommen bzw. fachlich behandelt werden.

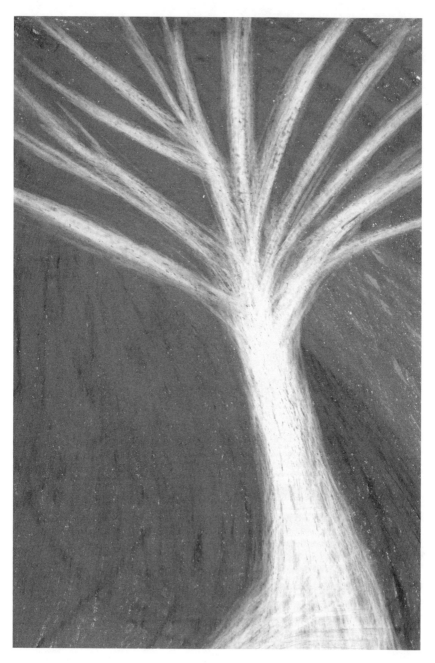

«Hoffnung»: Linda drückt ihre Gefühle in Bildern aus.

Linda und Rony: «Einst haben wir zusammen das Matterhorn bestiegen»

Lindas Leben wurde innerhalb weniger Sekunden von Grund auf verändert. Seither kämpft sie täglich gegen ihre Schmerzen an und versucht aktiv, sich neue Perspektiven zu erschaffen. Als Paar mussten Rony und Linda einen Weg finden, diese schwierige Zeit gemeinsam durchzustehen. Beide bieten mir spontan das Du an, weil wir eine doch sehr persönliche Angelegenheit diskutieren möchten. Linda setzt sich mit grosser Vorsicht auf einen Stuhl vis-a-vis von mir. Um noch stärkere Schmerzen zu vermeiden, ist sie auf die richtige Körperhaltung und eine entsprechende Sitzgelegenheit angewiesen.

Wie sah deine Lebenssituation aus, als es zum Schleudertrauma kam?

Linda: Ich arbeitete mit Drogenabhängigen und hatte gerade die Aufnahmeprüfung für die Ausbildung zur Sozialarbeiterin gemacht, die ich im Herbst 1996 beginnen wollte. Ich hatte mir bereits eine Stelle in einem Spital gesichert, um das Studium berufsbegleitend absolvieren zu können. Aber im Februar jenes Jahres geschah dann der Unfall. Ich konnte die Schule natürlich nicht besuchen, obwohl sie mir eine Frist von zwei Jahren einräumten, in der ich nachträglich hätte anfangen können. Meine Karriere ist durch den Unfall buchstäblich auf der Strecke geblieben.

Was war das für ein Unfall?

Linda: Es war ein Autounfall. Ein VW-Bus ist direkt hinten in mein Auto hineingefahren. Mein Wagen stand still, als es geschah. Das grosse Problem ist, dass ich in jenem Moment meinen Kopf nach links zur Seite abgedreht hatte. Dadurch erlitt ich eine viel grössere Verletzung, als das mit gerader Kopfhaltung der Fall gewesen wäre. Direkt nach dem Unfall hatte ich Kopfschmerzen und Schwindelgefühle. Ich ging sofort nach Hause. Am nächsten Tag konsultierte ich den Notfallarzt. Er liess mich röntgen und diagnostizierte eine gewisse Streckhaltung meiner Halswirbelsäule. Da er mich nicht für arbeitsunfähig erklärte, ging ich drei weitere Tage zur Arbeit. Es wurde mir übel, ich hatte Schwindelgefühle, und ich fühlte mich ganz schlecht. Da rief ich den Arzt an, bei dem ich schon als Kind meine Impfungen hatte machen lassen. Ich war seither immer gesund gewesen und hatte deshalb keinen eigentlichen Hausarzt. Er diagnostizierte sofort ein Schleudertrauma und empfahl mir, einen Stützkragen zu tragen. Ich trug ihn während etwa sechs Wochen. Meinem Instinkt folgend, vermied ich es, den Kragen andauernd zu benutzen. Heute weiss ich, dass man von dieser Methode abkommt und die Stützhilfe nur noch zeitweise einsetzt.

Konntest du nicht mehr zur Arbeit gehen?

Linda: Doch, ich ging danach wieder arbeiten. In der folgenden Zeit musste ich aber immer wieder vorübergehend der Arbeit fern bleiben. Dennoch versuchte ich weiterhin meinen Job auszuführen. Schliesslich entschied ich mich, eine Weile Urlaub zu machen, um danach meine Ausbildung und die vorgesehene neue Stelle im November anzutreten. Ich fing dann im Herbst auch wie geplant wieder zu arbeiten an, litt aber unter dauernden, starken Schmerzen. In der Mittagspause legte ich mich jeweils auf eine Bodenmatte, um mich etwas zu erholen.

Hast du nach dem Unfall eine Therapie durchgeführt?

Linda: Ja, als ich den Kragen bekam, begann ich eine Physiotherapie. Die mache ich auch heute noch, regelmässig. Ich nehme so wenig Medikamente wie möglich. Es gibt starke Mittel, die mir zwar helfen, aber als Nebenwirkung müde machen. Ich nehme sie nur ab und zu, wenn ich es nicht mehr aushalte. Ich möchte den Gewöhnungseffekt vermeiden.

Hast du schon vor dem Unfall Rückenprobleme gehabt?

Linda: Nein. Mit einem Rückenproblem hätte ich meinen ursprünglichen Beruf als Krankenschwester unmöglich ausführen können.

Rony: Du hast vorher wirklich überhaupt keine körperlichen Probleme gehabt. Du warst sehr sportlich und aktiv: Windsurfen, Bergsteigen, Klettern …

Linda: Wir haben gemeinsam viel Sport getrieben. Zusammen haben wir auch das Matterhorn bestiegen.

Rony: Du hast Touren von bis zu 12 Stunden Dauer mitgemacht.

Linda: Und in drei Sekunden hat sich mein Leben grundsätzlich verändert.

Rony und Linda schweigen einen Moment lang. Sie sind sichtlich betroffen. Dass sich ihr beider Leben dermassen stark verändert hat, können sie auch heute, fünf Jahre nach dem Unfall, nur schwer akzeptieren. Sobald sie die gemeinsamen Erlebnisse von früher ansprechen, wird klar, worauf sie nun verzichten müssen.

Linda: Und jetzt ist es mir praktisch unmöglich, an einem PC zu arbeiten. Die damit verbundene Knickhaltung im Nackenbereich verursacht sofortige Schmerzen. Ich kann abends weder fernsehen noch lesen. Ich habe massive Probleme, wenn ich mich nicht in der absolut richtigen Haltung befinde. Ich probierte schon vieles aus, zum Beispiel ein Stehpult. Aber auch das hat nichts gebracht.

Man sagt, dass Verletzungen an der Wirbelsäule zu den schmerzhaftsten überhaupt gehören.

Linda: Ja, die Schmerzen sind so intensiv, dass ich oft meine, jemand zerreisst mir den Kopf. Es ist ein unerträgliches Ziehen.

Wie ging es nach deinem Arbeitsversuch im Herbst 1996 weiter?

Linda: Ich musste die Arbeit aufgeben. Ich hatte nun zusätzliche Schmerzen im Gesichtsbereich. Der Gesichtsnerv löste eine Art Zahnschmerzen im ganzen Kopf aus. Das ist schwierig zu erklären. Oft wünschte ich mir, der Schmerz liesse sich auf einer Skala messen. Dann könnte man die Intensität genau sehen und würde mir glauben.

Rony: Du hast jeweils gesagt, es sei so, wie wenn man einem Menschen die Krallen einer Katze in den Kopf stecken würde. So konnte ich es mir wenigstens irgendwie vorstellen. Da könnte man schon durchdrehen, vor allem wenn das über einige Jahre so weitergeht.

Kostet es dich nicht auch sehr viel Energie, den Schmerz auszuhalten?

Linda: Ja, es fliesst sehr viel Energie in die Schmerzen hinein. Man kann ein gewisses Mass an Schmerzen erdulden, aber wenn es dieses Mass übersteigt, kann man nicht mehr.
Rony: Im Sommer bin ich selber beim Bergsteigen drei Meter in die Tiefe gefallen und habe mir etliche schmerzhafte Verletzungen zugezogen. Seither weiss ich, welche Qualen du wohl erdulden musst. Bei mir ist zum Glück alles gut verheilt.

Linda, welches sind denn deine Hauptsymptome?

Linda: Spannungskopfschmerzen und Nackenschmerzen. Dazu habe ich Schmerzen im Rücken- und Schulterbereich. Ich habe stechende Schmerzen am Hinterkopf, die gehen bis in die Stirne und in die Schläfen. Ich habe auch Kieferprobleme, was mir beim Sprechen oft Schmerzen verursacht.
Rony: Du hast ganz verspannte Muskeln, richtige Knoten. Das spüre ich, wenn ich dich manchmal massiere.

Gibt es noch andere Symptome bei deinem Schleudertrauma?

Linda: Ja, die Konzentration ist vermindert. Mein Kurzzeitgedächtnis leistet nicht mehr dasselbe wie vorher. Ich habe mir durch den Unfall eine kleine Hirnverletzung zugezogen. Das merke ich deutlich. Und einer meiner Zähne spaltete sich. Das passierte als Reaktion auf den Unfall, obwohl ich nicht mit dem Gebiss aufgeprallt bin.

Kannst du noch Auto fahren?

Linda: Ja, das geht. Ich musste aber finanziell einiges in den Autoumbau investieren, damit ich beim Fahren die richtige Körperhaltung einnehmen kann. Das bezahlten wir alles selber.

Rony: Beim Autofahren hast du schon grösste Probleme, wenn ich über eine ganz kleine Erhöhung fahre, die ich selber gar nicht wahrnehme. So etwas kann man gar nicht verhindern.

Linda: Mir geht es am besten, wenn ich selber fahre. Ich habe eine sehr feine Fahrtechnik entwickelt. Längere Fahrten sind aber nicht möglich.

Wenn wir von Einschränkungen sprechen: Wie schaffst du den Haushalt?

Linda: Den kann ich praktisch nicht mehr führen. Rony muss staubsaugen und die Böden wischen. Wir haben jetzt eine Haushalthilfe, die hauptsächlich die Wäsche bügelt. Und zum Essen machen wir oft etwas Kleines oder eine Fertig-Pizza. Lange Zeit habe ich unter Schmerzen gekocht. Es löschte mir schon ab, sobald ich die Pfanne hervorholte.

Seelische Verletzungen

Gibt es auch psychische Folgeerscheinungen?

Linda: Wenn jemand arbeitslos ist und daraufhin depressiv wird, versteht man das. Aber beim Schleudertrauma wird das nicht respektiert. Ich leide nicht nur an unerträglichen Schmerzen, ich habe meinen Job verloren, meine Karriere ist ruiniert, unsere Ehe fiel fast auseinander, und da wird noch erwartet, dass ich psychisch gut drauf bin. Meine psychische und physische Belastbarkeit hat sich durch den Unfall stark reduziert. Früher hatte ich einige Hüllen mehr um mich herum. Jetzt kommt alles viel direkter an mich heran. Ich bin viel verletzlicher.

Du sprichst eure Ehe an, die unter den Folgen des Unfalls gelitten hat?

Linda: Wir hatten schwierige Zeiten.

Rony: Es war sehr schwierig. Die Tatsache, dass ein Schleudertrauma eine so langwierige Sache ist, finde ich schwer zu ertragen. Man weiss nicht, ob es noch schlimmer wird oder wie lange es überhaupt dauert. Diese Ungewissheit macht einen kaputt. Im Innersten habe ich nie aufgegeben, an eine Besserung deines Zustandes zu glauben. Aber mit den Jahren fragt man sich …

Linda: Im Februar werden es fünf Jahre sein.

Rony: Im Verhältnis zur ersten Zeit geht es uns heute besser.

Linda: Wir haben uns jetzt arrangiert. Früher war ich extrem sportlich. Und das von einem Tag auf den andern alles aufzugeben, war auch für dich als Partner schwierig. Ich war immer mit dir zusammen unterwegs. Und plötzlich hattest du eine inaktive Frau.

Rony: Du konntest dich nur noch mit Schlafen und Erholung über Wasser halten. Eigentlich hättest du eine Betreuung rund um die Uhr gebraucht.

Damit Linda nicht alleine gewesen wäre?

Rony: Ja, in der schlimmsten Zeit war sie viel zu oft alleine.

Linda: Ich konnte und kann mich auch jetzt noch am besten im dunklen Zimmer in absoluter Ruhe erholen. Oft liege ich einfach da und kann weder lesen noch Radio hören oder fernsehen. Schlimm war für mich, dass wir nicht mehr wie früher zusammen Skifahren gehen konnten. Bei schönem Wetter lag ich nun alleine im Zimmer und musste versuchen, diese Tage durchzustehen.

Rony: Du kannst keinen Lärm mehr vertragen. Früher habe ich mich gerne ums Haus herum handwerklich betätigt. Das verträgst du nicht mehr. Auch das normale Zustossen einer Türe ist dir schon zu laut. Oft ist es für mich schwierig abzuschätzen, was ich noch tun darf und was nicht. Manchmal mache ich genau das Falsche.

Wie war es für dich, als durch Lindas Unfall alles anders wurde?

Rony: In meiner Hilflosigkeit machte ich bestimmt manches falsch. Im Nachhinein würde ich versuchen, einiges besser zu machen. Ich fühlte mich wie ein eingesperrter Tiger, weil ich hier zuhause blieb, anstatt hinauszugehen. Ich bekam keine Luft mehr, weil ich alles in mich hineingefressen habe. Es war so schlimm, das schöne Wetter zu sehen und mir vor Augen zu halten, was wir zusammen alles hätten unternehmen können. Und wenn ich alleine wegging, hatte ich regelmässig ein schlechtes Gewissen. Das machte mich kaputt.

Wie war es für dich, wenn Rony alleine loszog?

Linda: Wir konnten uns in den schwierigsten Zeiten leider nie gut darüber aussprechen, was in uns vorging. Rony hatte bei gutem Wetter Lust auf eine Skitour. Er hat mich dann frühmorgens vor die Tatsache gestellt, dass er weggeht. Da wusste ich, dass ich den ganzen langen Tag wieder alleine sein würde. Besser wäre gewesen, wenn er mich schon am Tag vorher darauf vorbereitet hätte. In solchen Momenten dachte ich, dass ich früher für ihn wohl nur deshalb eine gute Frau gewesen war, weil ich alles mitgemacht und funktioniert hatte. Und jetzt fühlte ich mich als Niemand. Das löste bei mir eine grosse Krise aus.

Fühltest du dich als Partnerin nicht mehr gleichwertig?

Linda: Genau so war es. Deshalb haben wir eine Paartherapie begonnen, die uns sehr viel gebracht hat. Wir mussten lernen, viele Dinge miteinander auszuhandeln. Es klappte manchmal besser und manchmal weniger gut. Aber so haben wir einen Weg gefunden.

Rony: Ja, ich war selber so tief unten, dass ich darüber reden musste. Ich stand unter einem immensen Leidensdruck. Auch wenn man stark ist, ist die Grenze irgendwann einmal erreicht. Ich konnte mich nicht mehr auf meine Arbeit konzentrieren. Gleich zu Beginn den Kontakt zu Menschen in der gleichen Situation zu suchen, wäre vielleicht sehr hilfreich gewesen. Aber ich bin ein Typ, der alles mit sich selbst bereinigt. Das ist ein Fehler.

Linda: Ich erzähle den meisten Leuten nichts mehr über meine Erkrankung. Ausser jemand fragt mich ganz konkret nach meinem Befinden. Ich versuche, mich so normal wie möglich in der Öffentlichkeit zu bewegen. Nur solchen, die mich näher kennen, vertraue ich mich an.

Weil man dir deine Krankheit nicht ansieht, glauben viele, dass es doch gar nicht so schlimm sein kann, oder?

Linda: Ja, das erlebe ich häufig. Viele sagen: «Du siehst doch gut aus», weil ich mich pflege und nach aussen hin nicht mit einer Leidensmiene herumlaufe, sondern gerne fröhlich bin. In diesem Jahr hatte ich eine kleine Rolle in einem Laientheaterstück. Eine Bekannte sprach mich darauf an: «Aha, du spielst Theater? Dann muss es dir ja wieder gut gehen.» Ich spielte Theater, um die langen Winterabende auszufüllen, da ich ja nicht lesen und fernsehen kann. Das Theater war für mich fast wie eine Therapie. Ich wollte unter die Leute kommen und musste wieder lernen, mich auf etwas zu konzentrieren. Die Reaktion dieser Person war für mich wie ein Schlag in den Magen.
Rony: Aber ich finde es positiv, dass du überhaupt so etwas gemacht hast.

Nach neuen Wegen suchen

Rony: Man muss einfach alles ausprobieren. Wir haben lange nach einem geeigneten Stuhl für dich gesucht und diverse Modelle extra anfertigen lassen. Dasselbe gilt für die Matratze. Momentan tüfteln wir an einem Liegestuhl, damit du wenigstens wieder versuchen kannst, eine Weile zu lesen.
Linda: Den Stuhl, auf dem ich sitze, haben wir von der Pizzeria geschenkt bekommen. Darauf sitze ich total gut.

Hast du in der Pizzeria von deinem Problem erzählt?

Linda: Ja. Und da hat der Wirt spontan gesagt: «Nimm den Stuhl mit, du kannst ihn behalten.»

Das war ein schönes Erlebnis …

Linda: Ja, das war toll. Es gibt schon Menschen, die spontan etwas Positives tun oder sagen.

Bist du Mitglied einer Selbsthilfegruppe?

Linda: Selbsthilfegruppen sind sicher etwas sehr Gutes. Doch ich glaube, dass mich Gespräche mit andern Betroffenen nur noch weiter runtergezogen hätten. Ich kann es zwar nicht beurteilen, da ich noch nie hingegangen bin. Aber ich verspüre ein wenig Angst davor und denke, dass eine Selbsthilfegruppe mich zusätzlich belasten würde. Du hattest einen ähnlichen Grund, dass du nicht hingehen wolltest, oder?

Rony: Ich denke, gerade als Mann hat man Mühe, über seine Gefühle offen zu sprechen. Und bevor man sich einer aussenstehenden Person anvertraut, muss schon eine Menge passiert sein. Es heisst ja auch «selbst ist der Mann» und dass man nicht schwach sein darf und so weiter. Genau das führt dazu, dass man sich dann zurückzieht, wenn man eigentlich die Hilfe anderer bräuchte.

Kann man alles alleine meistern?

Linda: Nein. Wir stecken jetzt gerade inmitten juristischer Probleme. Zwar werden die Behandlungskosten übernommen, aber das Taggeld wurde abgelehnt, und deshalb müssen wir uns nun direkt an das Eidgenössische Versicherungsgericht wenden. Es hat damit zu tun, dass ich letztes Jahr nochmals einen Arbeitsversuch unternommen habe. Doch nach drei Monaten ist mein Gesundheitszustand erneut zusammengebrochen. Die Symptome tauchten wieder in starker Form auf, und alles begann von vorne. Meine Belastbarkeit ist einfach noch sehr reduziert.

Wird dir trotzdem zugemutet, wieder in den Arbeitsprozess einzusteigen?

Linda: Ja, aufgrund eines Gutachtens wird das von mir erwartet. Und das alles habe ich heute Morgen erfahren. Das war ein Dämpfer – deshalb bin ich nun etwas bedrückt.

Was würde Menschen mit Schleudertrauma helfen?

Linda: Ein riesengrosser Wunsch von mir wäre, dass man den Betroffenen Glauben schenkt. Dass man gemeinsam nach Lösungen suchen würde, sei dies mit Ärzten oder Versicherungen, Gerichten oder der medizinischen Forschung, der Autoindustrie oder dem Berufsberater. Mit einem lösungsorientierten Umgang könnten viel zusätzliches Leiden und auch zusätzliche Kosten eingespart werden. Es wäre für alle Beteiligten sinnvoller, wenn die finanziellen Mittel dort eingesetzt würden, wo sie hilfreich sind: Nämlich für die Rehabilitation der Geschädigten und ihre Reintegration ins Berufs- und Gesellschaftsleben. Viele Betroffene müssen ihre Rechte noch immer vor Gericht erkämpfen. Ich selber habe inzwischen zwei Bundesordner voll Akten. Nur um beweisen zu können, dass ich durch meine körperliche Beeinträchtigung nicht mehr in der Lage bin so wie früher zu funktionieren. Der Schleudertraumaverband war und ist mir dabei eine grosse Hilfe. Dort wird mir in all den versicherungstechnischen, juristischen und persönlichen Fragen geholfen.

Realistische Hoffnungen

Wie meisterst du dein Leben mit Schleudertrauma? Was ist dein Rezept?

Linda: Ich lernte erst mit der Zeit, Nein zu sagen, wenn mir eine bestimmte Behandlung nicht gut tat. Heute höre ich auf meinen Körper. Ich möchte mich so aktiv wie möglich für meine Befindlichkeit einsetzen. Deshalb trainiere ich regelmässig meine Muskulatur. Anfangs war ich nicht mal in der Lage, eine Kaffeetasse zu halten. Zusätzlich suchte ich eine Beschäftigung, die mir Freude macht, wie zum Beispiel das Ausdrucksmalen. Dort konnte ich sehr viel seelischen Schmerz loswerden. Ich besuchte auch eine Tanztherapie. Für mich ist es wichtig, dass mir die Kursleiterinnen sympathisch sind und dass sie mir entsprechen.
Rony: Ich habe ihr immer wieder gesagt, sie solle unbedingt etwas Aktives tun. Aber das war das Gegenteil von dem, was ich hätte ma-

chen sollen. Meine Ratschläge waren für sie eher Schläge als ein Rat. Damals konnte ich das nicht verstehen. Besser hätte ich ihr nur zugehört, anstatt Dinge von ihr zu verlangen, die sie zu jenem Zeitpunkt noch gar nicht tun konnte.

Aber es ist dennoch verständlich von deinem Standpunkt aus. Du wolltest bestimmt nur helfen?

Rony: Es hat aber das Gegenteil bewirkt.

Linda: Apropos Physiotherapie: Lockerungsübungen und Massagen tun mir gut. Und natürlich mein Training. Wir haben uns einen medizinischen Trainingsapparat gekauft, der sich vom üblichen Krafttraining im Fitnesscenter unterscheidet. Seit ich damit täglich arbeite, ertrage ich mehr Schläge auf die Wirbelsäule als vorher. Mein Motto lautet: Mir selber jeden Tag etwas zuliebe tun. Ich bin überzeugt, dass das, was mir mein Körper sagt, richtig ist.

Gab es Momente, in denen du von allem genug hattest?

Linda: Als es mir total schlecht ging, war meine Mutter bei mir. Das war sehr hilfreich. Sie blieb sechs Wochen lang bei mir und sagte: «So, lass dich jetzt einfach einmal fallen.» Das habe ich getan. Und auch heute, wenn ich nicht mehr kämpfen mag, lasse ich mich bewusst fallen und mache nur das Notwendigste; dadurch sammle ich erneut Energie. Aber damals, als ich diese furchtbaren Kopfschmerzen hatte, sobald ich morgens aufstand, da ging für mich die Welt unter. Ich kann mir gut vorstellen, dass man wegen unerträglicher Schmerzen einen Suizid begehen könnte. Mein Glaube hat mich immer davon abgehalten. Ich glaube daran, dass ich meine Lebenssituation hier und jetzt bewältigen muss. Und ich glaube an eine höhere Macht. Damals überlegte ich mir: Wie soll es weitergehen, wie soll ich so leben können? Ich überlegte mir dann, was mir helfen könnte. Einerseits war da die Hoffnung, dass es nach einer gewissen Zeit zu einer Selbstheilung kommen könnte. Und andererseits hoffte ich, dass eventuell die Forschung etwas Nützliches entwickelt.

Hast du diese Hoffnung immer noch?

Linda: Ja. Gerade habe ich davon gelesen, dass es eine Injektion für Menschen mit hoch intensiven Spannungskopfschmerzen gibt. Es handelt sich um ein starkes Gift, das – richtig dosiert – diese Spannungen löst. In der Schweiz gibt es bereits Kliniken, die es versuchsweise anwenden. Aber es kommt wohl erst in ein paar Jahren auf den Markt.

Was sind deine Perspektiven für die Zukunft?

Linda: Mein Ziel ist es, beruflich irgendwo wieder Fuss zu fassen. Bei meinem letzten Arbeitsversuch wäre ich als Hilfswerksvertreterin bei den Interviews der Fremdenpolizei mit Asylbewerbern anwesend gewesen. Anschliessend hätte ich jeweils einen Bericht verfassen müssen. Mein Versuch ist an der vielen PC-Arbeit gescheitert. Wichtig ist für mich, dass ich die Arbeitszeit verteilen kann. Je zwei Stunden an zwei Tagen pro Woche wären ideal. Damit ich mich in der Zwischenzeit erholen kann. Irgendetwas wird sich für mich schon ergeben.

Wäre es also auch ein Anliegen, dass Arbeitgeber auf solch spezielle Bedürfnisse eingehen würden?

Linda: Auf jeden Fall – das wäre ein Riesenchance für Betroffene. Auch mein Selbstbewusstsein würde davon enorm profitieren. Das Gefühl, etwas Nützliches zu tun, braucht jeder Mensch. Und es ist doch so, dass man in unserer Gesellschaft einfach nur integriert ist, wenn man eine Tätigkeit ausser Haus ausübt. Leider ist für mich jede PC-Arbeit problematisch, da ich dann eine unerträgliche Körperhaltung einnehmen muss. Ich kann meine Arme nur für ganz kurze Zeit nach vorne halten.

Wäre ein Spracherkennungscomputer eine Alternative?

Linda:: Wenn man nur hineinsprechen müsste, ja.

Aber die sind leider noch nicht gut entwickelt …

Linda: Ja, dabei wären sie ein Riesenfortschritt in der Integration Behinderter. Heute habe ich ein Telefon, bei dem ich einen kleinen Kopfhörer anziehe. Da muss ich nichts herumtragen.

Rony: Zum Glück kamen wir auf die Idee mit dem Blindenverband. Da Linda nicht lange lesen kann, kann sie sich wenigstens Hörbücher anhören.

Linda: Dafür brauchte ich ein ärztliches Zeugnis. Seither schickt mir der Blindenverband regelmässig ein paar Kassetten nach Hause.

Wo kann man sich da anmelden?

Linda: Direkt beim Blindenverband in Zürich. Dort befindet sich die Hörbücherei, die eigentlich für Blinde eingerichtet ist. Sobald ich die Kassetten zurückschicke, erhalte ich neue, und das Ganze ist kostenlos.

Rony: Das ist die einzige Ablenkung, die du von deinen Schmerzen hast.

Was wäre dein grösster Wunsch?

Linda: Während ein, zwei Stunden schmerzfrei in einem Stuhl zu sitzen und etwas zu lesen. Das wäre ein Traum.

Du arbeitest darauf hin?

Linda: Ja. Ich besuchte einen tollen Workshop des Schleudertraumaverbandes. Dort wurde uns gesagt, dass wir um die Dinge, die nicht mehr möglich sind, trauern sollen. Erst da wurde mir bewusst, dass ich seit vier Jahren den Liegestuhl im Garten stehen liess, als ob ich mich jederzeit hineinsetzen und ein Buch lesen könnte. Es wurde mir klar, dass ich darüber weinen darf, dass mir dieses Vergnügen nicht mehr vergönnt ist. Danach haben wir den Stuhl versorgt. Ich frage mich oft, ob ich bloss Illusionen nachhänge und wo die Realität beginnt beziehungsweise aufhört.

*Du musst zwar realistisch bleiben, darfst aber die Hoffnung nicht auf-
geben. Eine Grenzwanderung?*

Linda: Ja. Eine Grenzwanderung, die immer wieder zu beschreiten
sein wird. Ich habe mich neuerdings entschlossen, in einem Chor
mitzusingen. Ich will unter Menschen sein und etwas machen, das
mir gut tut. Da darf ich mich einfach nicht schämen, nötigenfalls um
Hilfe zu bitten. Es ist ja keine Schande, wenn ich nicht selber einen
Stuhl herumtragen kann.

Siehst du einen Sinn in deiner Krankheit?

Linda: Den Sinn im Leiden habe ich noch nicht gefunden. Nein. Aber
mich hat die Begegnung mit einer schwer Körperbehinderten beeindruckt, die davon überzeugt ist, dass ihr Leiden einen bestimmten
Grund hat. Obwohl sie diesen nicht kennt, glaubt sie daran. Darüber
habe ich viel nachgedacht.

*«Wenn ein Stein auf deinem Weg liegt und du ihn nicht beseitigen
kannst, dann musst du ihn übergrünen.» Dieses Zitat eines über mehrere Jahrzehnte ans Bett gefesselten Mannes hilft Linda, ihr Leiden zu
tragen. Sie ist überzeugt davon, dass alles irgendwann aufhört und
einen tieferen Sinn in sich trägt, auch wenn wir ihn hier und jetzt
nicht erkennen können.*

*Gab es neben all den schweren Erfahrungen durch das Schleuder-
trauma auch etwas Positives?*

Rony: Ich denke, dass ich mich durch dieses Problem weiterentwickelt habe. Dass ich mit diesen Belastungen konfrontiert werde,
ergibt für mich einen Sinn im Leben. Vieles hat mich dabei stärker
gemacht. Ich habe über manches nachgedacht und habe es geändert.
Ich rede mehr über meine Gefühle und höre anderen besser zu, anstatt Ratschläge zu erteilen. Und ich habe gelernt, auch einmal
schwach sein zu dürfen.

Hat sich in der Partnerschaft auch etwas geändert?

Linda: Wir haben die Krise in unserer Ehe gemeistert. Sie war eine Weile lang sehr wacklig, aber nun versuchen wir einen Weg zu finden. Es ist auch hier eine Gratwanderung. Und ein Versuch, die Balance zu finden. Für mich selber habe ich gelernt, noch mehr Verständnis für andere Menschen zu empfinden. Einige Freundschaften habe ich durch meine Krankheit verloren. Dafür habe ich tiefe Begegnungen erleben dürfen, die nur dank dem Schleudertrauma zustande gekommen sind. Ich kann heute intensiver und bewusster geniessen. Ich stelle oft den Bezug zur Natur her: Einen Berg kann man auch nur mit kleinen Schritten erklimmen. Auch die Jahreszeiten faszinieren mich. Im Winter ist im Untergrund bereits einiges im Gange, das im Frühling zu schönen Pflanzen erblüht.

Linda zeigt mir nach unserm Gespräch einige aussergewöhnliche Steine, die sie während ihrer Bergtouren gefunden hat. Es sind Versteinerungen von Muscheln und wunderschöne Bergkristalle. Sie verkörpern für die heute 43-Jährige einen Hauch von Ewigkeit, aber auch die Gegensätze, in denen wir leben.

Chronisches Erschöpfungssyndrom (CFS) – die Fakten

Was ist das Chronische Erschöpfungssyndrom?

Die Krankheit wurde zuerst im englischsprachigen Raum unter dem Begriff «Chronic Fatigue Syndrome» (CFS) bekannt. Beim CFS handelt sich um eine ernsthafte und meist chronische Erkrankung, die plötzlich oder auch schleichend ausbricht und eine massive Einschränkung des Lebensalltags zur Folge hat. Die Erkrankung ist nicht zu verwechseln mit einem Erschöpfungszustand, wie er nach lang anhaltender, körperlicher und/oder seelischer Belastung entsteht. Den Betroffenen sieht man ihre Krankheit nur selten an. Trotzdem sind sie körperlich und geistig erschöpft und finden keine Erholung durch Ruhe oder Schlaf. Jede Tätigkeit, ob Gehen, Stehen oder Lesen, bereitet grösste Mühe. Typischerweise verläuft die Krankheit schubweise und beeinträchtigt die Betroffenen über Jahre und Jahrzehnte hinweg. Auch Spontanheilungen sind möglich.

Symptome

Um ein CFS handelt es sich, wenn mindestens vier der folgenden Merkmale über einen Zeitraum von mehr als sechs Monaten beobachtet werden:
- deutliche Konzentrationsschwäche
- Muskelschmerzen
- vermindertes Kurzzeitgedächtnis
- Kopfschmerzen
- Lymphknotenschwellungen (Arme, Hals)
- keine Erholung im Schlaf
- Halsschmerzen
- Gelenkschmerzen

Zu den weiteren Anzeichen gehören:
- Schwächegefühl und Schwindel
- Blässe

- Gefühl, schwer krank zu sein
- Allergien
- anhaltend leichtes Fieber
- Verdauungsbeschwerden

Ursachen

Die Ursachen des Chronischen Erschöpfungssyndroms sind noch weitgehend unbekannt. Deshalb kann eine Diagnose nur durch den Ausschluss anderer schwerer Erkrankungen gestellt werden. Risikofaktoren, welche zu diesem Krankheitsbild führen, sind nicht bekannt. Als Auslöser werden Viren, Pilze, Immundefekte oder -fehlfunktionen, hormonelle Störungen, Stress und Umweltgifte diskutiert. Man geht jedoch davon aus, dass verschiedene Faktoren zusammenspielen müssen und die Krankheit erst durch eine bestimmte Konstellation ausbricht.

Häufigkeit

Bis anhin sind keine genauen Zahlen über die Verbreitung des CFS bekannt. Da die Existenz der Krankheit immer noch umstritten ist, wird sie nach wie vor häufig gar nicht als solche diagnostiziert. Dieser Missstand erschwert die Hilfe für Betroffene, und die statistische Erfassung der tatsächlich Erkrankten wird verunmöglicht. In den vergangenen zwei Jahrzehnten ist die Krankheit jedoch vermehrt festgestellt worden. Diskutiert werden Gemeinsamkeiten und Überlappungen mit dem Fibromyalgie-Syndrom, einer weichteilrheumatischen Schmerzkrankheit, sowie einer Weiterentwicklung bzw. einer Art «Mutation» von schon früher schwer fassbarer Symptomatik, wie hysterische Lähmungen.

Auswirkungen des Chronischen Erschöpfungssyndroms

Müdigkeit und Schmerzen dominieren den Alltag der CFS-Betroffenen. Die Leistungsfähigkeit geht massiv zurück. Betroffene sind nicht mehr in der Lage, den Haushalt zu bewältigen oder einer Berufstätigkeit nachzugehen. Mit CFS fühlt man sich schwer krank und oft nicht imstande, das Bett zu verlassen. Als Folge der Erkrankung sind auch charakterliche Veränderungen feststellbar. Betroffene neigen zu Angstzuständen und depressiven Verstimmungen. Weil die körperliche, geistige und seelische Erschöpfung nicht sichtbar ist, wird den Erkrankten nur wenig Verständnis entgegengebracht.

Behandlung

Da es noch kein spezifisches Therapieangebot für CFS gibt, muss ein individuell passendes Konzept gefunden werden. Eventuelle Mangelzustände im Stoffwechsel oder chronische Infektionen sollten behandelt werden. Neben der medikamentösen Behandlung empfehlen sich eine Ernährungsumstellung, leichte sportliche Betätigung und allenfalls Physiotherapie. Eine zusätzliche Psychotherapie (zum Beispiel Kognitive Verhaltenstherapie) kann den Umgang mit einer chronischen Erschöpfung erleichtern.

Komplementäre Heilmethoden

Da die Therapie bei CFS sehr individuell ist, muss die betroffene Person auch im Bereich der komplementären Heilmethoden ihren eigenen Weg finden und vielleicht Verschiedenes ausprobieren. Neben Traditioneller Chinesischer Medizin zählen auch Homöopathie und Naturheilkunde zu den Methoden, die bei CFS in Frage kommen. Die Versorgung mit Vitaminen und Mineralstoffen wirkt unterstützend. Die Einnahme solcher Produkte sollte jedoch unbedingt in Absprache mit dem behandelnden Arzt oder dem Apotheker erfolgen.

Wie gehe ich am besten mit einem Chronischen Erschöpfungssyndrom um?

Um ein neues Gleichgewicht zu finden, müssen Betroffene lernen, die Erkrankung und die dazugehörigen Beschwerden zu akzeptieren. Der Lebensstil muss der Krankheit angepasst werden. Das bedeutet hauptsächlich Vermeidung von Stress und Überlastung. «Sich zusammenzureissen» bringt bei CFS nichts, da die Symptome zu schwer wiegend sind. Grössere Anstrengungen werfen Betroffene zurück; die Erholung dauert unverhältnismässig lang.

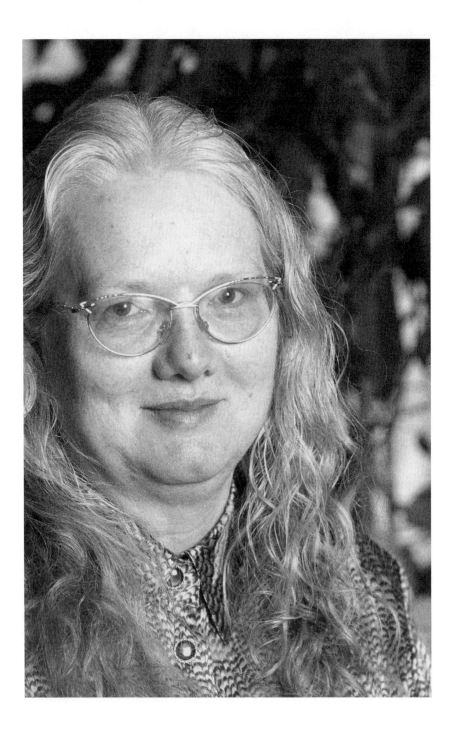

Christina und Otto: «Wir fühlten uns beide ungerecht behandelt»

Bevor Christina unter dem Chronischen Erschöpfungssyndrom (CFS) litt, war sie eine sehr aktive Frau. Sie übte einen anspruchsvollen Beruf aus, war vielseitig interessiert und scheute keine Herausforderung. Seit dem Ausbruch der Krankheit im Alter von 43 Jahren wird sie von dauernden Schmerzen und lähmender Müdigkeit gepeinigt. Gemeinsam mit ihrem Lebenspartner Otto hat sie trotz allem zu einer neuen Lebensqualität gefunden.

Christina: Mein Leben begann sich seinerzeit ganz langsam und schleichend zu verändern. Anfangs fühlte ich eine Müdigkeit, die nie aufhörte. Wenn ich von der Arbeit nach Hause kam, setzte ich mich auf die Couch, um dort sofort einzuschlafen. Wenn ich kurz aufwachte, schlief ich gleich wieder ein oder begab mich direkt ins Bett. Bei der Arbeit wurde ich manchmal gefragt, ob ich meinen Fuss verstaucht hätte, weil ich ohne ersichtlichen Grund zu hinken begann. Ich hatte dauernd Rücken- und Fussschmerzen. Mit der Zeit kamen Konzentrationsschwierigkeiten dazu. Das ging über Monate so weiter, bis mir der Arzt riet, mein Arbeitspensum zu reduzieren. Wir hatten damals keine Ahnung, was der Grund für meine verringerte Leistungsfähigkeit war.

Otto: Es war ganz klar: So konnte es nicht mehr weiter gehen. Ich hatte schon vorher darauf gedrängt, dass du wenigstens auf 80 Prozent runtergehst.

Christina: Bei meinem Beruf als Operationsschwester mit Bereitschaftsdienst musste ich bei einem Notfall auch nachts aufstehen. Das hiess, dass ich am nächsten Tag trotzdem meine Stunden arbeiten musste, was mich sehr viel Energie kostete. Bessere und schlechtere Phasen wechselten sich ab, bis sich 1994 herausstellte, dass ich ein Schilddrüsenproblem hatte. Obwohl man das innerhalb von drei Monaten einstellen könnte, dauerte es bei mir mindestens neun Monate. Gleich danach begann das Chronische Erschöpfungssyndrom richtig zu erwachen. Ich litt zwar auch schon während des Schilddrüsenproblems unter grosser Müdigkeit und wechselte auf Teilzeitarbeit. Aber im Laufe dieser Erkrankung konnte sich wohl das Erschöpfungssyndrom so richtig entwickeln; möglicherweise war sie einer der Gründe, weshalb das CFS ausbrach. Als ich bei meinem Arzt dauernd über meine Schmerzen klagte, fragte er mich, ob ich mich zuviel mit solchen Krankheitsbildern beschäftigt hätte. Dabei arbeitete ich selber im Spital und wusste, dass es am Schluss heisst: «Wären Sie doch früher gekommen.»

Hatten Sie zu diesem Zeitpunkt bereits die Vermutung, dass Sie am Chronischen Erschöpfungssyndrom litten?

Christina: Nein. Meiner Meinung nach begann das CFS gleich nach meinem Schilddrüsenproblem. Doch das wurde mir erst 1997 ärztlich bestätigt; da litt ich also schon drei Jahre lang unter dauernden Muskelschmerzen. Wenn ich mich nach der Arbeit hinlegte, brannte es mich überall. Das war ein müder, brennender Schmerz, der sich im ganzen Körper ausbreitete. Mir tat einfach alles weh. Eine Zeitlang konnte ich überhaupt nicht mehr selber Auto fahren. Heute fahre ich bloss in der nächsten Umgebung umher. Wenn wir in Urlaub fahren, nehmen wir die Autobahn und halten praktisch an jeder Raststätte kurz an. Lange Zeit konnte ich auch nur mit grösster Mühe die Wäsche aufhängen. Diese Armbewegung nach oben war so erschöpfend, und danach folgten starke Schmerzen. Einkaufen war ebenfalls ein Horror, so dass ich nur noch zusammen mit meinem Mann ein Geschäft betrat.

Otto: Nach zehn Minuten sagtest du bereits: «Ich muss mich irgendwo hinsetzen.» Du gingst dann in das Café im Einkaufszentrum. Als ich dich abholen wollte, sass dort ein Häufchen Elend. Du hattest kaum mehr ein Fünftel deiner früheren Energie. Ich kann das am besten beurteilen, weil ich dich in all den Phasen erlebt habe. Und wenn man sich vorstellt, dass du früher ein totales Energiebündel gewesen bist! Ich habe dich immer bremsen müssen. Als wir hierher gezogen sind, hast du zu 100 Prozent gearbeitet und nebenher alle vier Zimmer dieser Wohnung tapeziert. Du hast eine Harfe gebastelt und zusätzlich noch Norwegisch gelernt. Wir hatten fast Streit deswegen. Und jetzt hast du kaum mehr Kraft für irgendetwas. Zu sehen, wie dich jede Handbewegung anstrengt, ist schlimm für mich.

Sie haben dann begonnen, sich über Ihre Krankheit zu informieren …

Christina: Letztes Jahr fand in Brüssel ein Kongress über CFS statt. Dort wurde klar, dass nicht nur ein einziger Faktor diese Krankheit verursacht. Verschiedene Komponenten müssen zusammenkommen, zum Beispiel Stress, Umweltbelastungen, Infektionen usw. Bei Personen mit einer entsprechenden genetischen Veranlagung kann sich daraus ein CFS entwickeln. Bei jedem sieht das Krankheitsbild anders aus und sind auch die Ursachen unterschiedlich. Bei einigen bricht es plötzlich aus, andere wiederum rutschen langsam hinein. Gemeinsam ist allen, dass die Schmerzen oder die Müdigkeit im Vordergrund stehen. Mit der Zeit kann man nicht mehr die volle Leistung erbringen. Man muss sein ganzes Leben umstellen. Mit einem CFS ist nichts mehr so, wie es einmal war. Als 1997 klar war, dass ich an CFS litt, wurde ich für drei Monate krank geschrieben und war in einer Klinik.
Otto: Es hat zu einer Depression geführt.
Christina: Das ist ja verständlich. Wenn man immer tiefer und tiefer fällt und keine Besserung in Sichtweite ist, könnte man verzweifeln. Da fragt man sich schon: «Was ist da los?» Ich begriff die Welt nicht mehr. Jede Anstrengung blieb erfolglos. Wenn ich um sechs Uhr aufstand, war ich um sieben Uhr schon das erste Mal müde. Ich musste aufpassen, dass ich nicht buchstäblich bei der Arbeit einschlief. Und wenn man nicht schläft, wird man so müde, dass man aus lauter Müdigkeit nicht mehr einschlafen kann. Da dreht man fast durch!
Otto: Du hast dich einfach immer durch alles hindurchgekämpft. Es war manchmal schwierig für mich: Wenn ich nach Hause kam, hätte ich an deinem Tonfall erkennen sollen, wie es dir geht.
Christina: Ja, da musstest du selber herausfinden, wie die Wetterlage war.

Weshalb haben Sie Ihren Zustand nicht in Worte gefasst? Hatten Sie keine Kraft dazu?

Christina: Was soll ich sagen, wenn mir alles weh tut? Wenn ich dauernd über Schmerzen klage, glaubt man noch, ich spinne. Es ist für mich auch sehr schwierig zu beschreiben, wie es mir geht. Heute Morgen zum Beispiel legte ich mich noch einmal hin, weil ich mich nicht so gut fühlte. Es war, als ob ich Brennnesseln anfassen würde: überall feine Stiche. Ein anderes Beispiel: Wenn ich aus einem Bus aussteige, weiss ich nie, ob mein Fuss mich trägt oder ob es mich plötzlich unerträglich in der Sohle sticht und schmerzt. Jedes Mal, wenn ich glaube, es sei nichts, erwischt es mich beim dritten oder vierten Schritt. Einfach so, aus heiterem Himmel.

Der Mensch im Mittelpunkt

Christina: Ich entschied mich damals für die anthroposophische Klinik in Arlesheim. Die arbeiten dort ganzheitlich, was bei CFS wohl die einzige Methode ist, um überhaupt einen kleinen Schritt vorwärts zu kommen. Dort fühlte ich mich wohl und aufgehoben.

Sie haben sich persönlich darum bemüht, eine solche Behandlungsmethode zu finden?

Christina: Ja, denn am Schluss war ich soweit, dass ich sagte: «Ich erwarte gar keine Heilung, ich will bloss wissen, was es ist.» Ich hatte zum Beispiel plötzlich extrem starke Bauchschmerzen. Der Arzt stellte fest, dass alles normal war, obwohl ich hätte schwören können, dass in meinem Bauch etwas nicht stimmte.

So konnten Sie gar nicht wissen, wogegen sie ankämpfen mussten?

Otto: Da rennt man gegen Windmühlen an. Ich war einfach dafür, dass sie eine alternative Methode ausprobierte. In Arlesheim haben wir erfahren, was ein richtiges Spital ist. Ein Spital, das sich um den ganzen Menschen kümmert, statt nur um Symptome und Laborwerte. Diese Kriterien werden dort auch berücksichtigt, aber daneben findet man Verständnis und ein offenes Ohr für seine Situation.

Christina: Das Problem bei CFS ist, dass man immer noch keine Diagnostik entwickelt hat. Für die Schulmedizin existiert eine Krankheit nur dann, wenn man Laborwerte nachweisen kann. Diese Denkweise ist mir einfach zu stur. Im 16. Jahrhundert wusste man auch noch nicht, wie der Blitz funktionierte, aber es hat trotzdem geblitzt.

Otto: Du warst bereits beim vierten Arzt, als endlich das Wort «Chronisches Erschöpfungssyndrom» fiel.

Christina: Der Arzt hat mir gesagt, dass dies für ihn nicht gleichbedeutend sei mit einem Ende. Das war eine Herausforderung für ihn, mit dem Ziel, mir eine gewisse Lebensqualität zurückzugeben.

Wie kamen Sie zur Selbsthilfegruppe?

Christina: Nach diesem Bescheid meldete ich mich gleich beim Verein an. In der Gruppe erhält man mehr Informationen als beim Hausarzt. Man kennt den Forschungsstand und die Ärzte. Man kann seine Erfahrungen austauschen und ist nicht allein. Auch im Umgang mit den Behörden erhält man Hilfe.

Otto: Auch der Invalidenverband hat uns fantastisch geholfen.

Christina: Die stellen ihren Mitgliedern eine Rechtsberatung zur Verfügung. Mir haben sie den ganzen Papierkrieg abgenommen, den ich für die IV-Anmeldung erledigen musste. Dafür bin ich sehr dankbar.

Wie oft treffen Sie sich im Verein?

Christina: Der Verein trifft sich vier- oder fünfmal jährlich in Zürich, wo auch Veranstaltungen oder Vorträge durchgeführt werden. In der Regionalgruppe treffen wir uns einmal im Monat. Auch Angehörige können daran teilnehmen.

Otto: Die meisten sind sehr froh, wenn sie es geschafft haben, in eine Gruppe zu gehen. Aber bis man diesen Schritt gemacht hat, braucht es einiges.

Wie schätzen Sie die Informationschance im Internet ein?

Otto: Viele haben selber keinen PC installiert und wären damit total überfordert.

Christina: Es gibt jedoch Patienten, für die das Internet die einzige Verbindung zur Aussenwelt darstellt, weil sie selber ihre Wohnung nicht verlassen können.

Können Sie mir Ihre Tagesstruktur schildern?

Christina: Mein Ziel ist, zwischen 8 und 9 Uhr aufzustehen. Danach frühstücke ich gemütlich. Einmal die Woche gehe ich ins Einkaufszentrum einkaufen. Das geht nur mit vielen kleinen Pausen. Wenn ich keine Kraft mehr habe, lasse ich den Einkaufswagen einfach stehen und gehe ins Restaurant hinauf, um etwas zu essen oder zu trinken. Und dann kaufe ich fertig ein. Wenn ich zuhause ankomme, brauche ich eine Mittagspause, in welcher ich mich etwas hinlege. Dann habe ich Zeit für andere Beschäftigungen. Gerne gehe ich ins Rheuma-Schwimmen. Das ist der einzige Sport, den ich zurzeit ausüben kann. Das letzte Mal hatte ich überhaupt keine Kraft, ich konnte nicht schwimmen. Es hat mich einfach runtergezogen. Ich weiss, dass ich alles mit Vorsicht geniessen muss.

Otto: Wenn man bedenkt, dass du vor Jahren problemlos zwei Kilometer schwimmen konntest! Das sind massive Einbrüche. Das muss man psychisch erst mal verdauen.

Christina: Am meisten belastet hat mich bei meiner Erkrankung, dass man einfach keine Ursachen fand.

Hat man Sie als Simulantin hingestellt?

Christina: Nein, bei meiner Arbeit im Spital war ich immer offen und erzählte von meinen Problemen, in der Hoffnung auf Besserung. Man zeigte grosses Verständnis, ich musste kein Versteckspiel betreiben. Im Spital habe ich mich aber verausgabt, weil ich ja meinen Job ausüben wollte. Einen Job, bei dem man nicht langsam sein darf. Mit der Zeit merkte ich, dass ich Blackouts hatte. Ich wusste

nicht mehr, wo ich war oder was ich dort machte. Das gab mir wahnsinnig zu denken. Ich musste loslassen und mir sagen: «O.k. jetzt hast
du das 25 Jahre lang gemacht und jetzt ist die Zeit reif für etwas anderes.» Als ich das konnte, war ein immenser Druck weg. Lange Zeit
war ich davon ausgegangen, dass ich meine Arbeit behalten könnte.
Dieses Ziel hat mich unnötig viel Energie gekostet. Es wäre besser gewesen, wenn ich gleich innerlich losgelassen hätte.

*Wie kamen Sie über diese Tatsache hinweg, nicht mehr dasselbe Leben
wie früher führen zu können?*

Christina: Am meisten half mir die Unterstützung durch meinen Partner. Er betonte immer wieder, dass ich mich doch nicht selber unter
Druck setzen solle und hat mir versichert, dass er zu mir hält. Auch
mein Arzt hat mich unterstützt. Er hatte mir schon sehr früh empfohlen, die Arbeit aufzugeben. Aber er wusste, dass der Job ein ganz wichtiger Teil von mir war. Ich wäre nicht bereit gewesen, loszulassen. Er
verschrieb mir Jonglieren mit drei Bällen. Ich probierte es sehr lange,
schaffte es aber nicht, bis ich erfuhr, dass die Kunst darin besteht, den
dritten Ball loszulassen. In diesem Moment machte es bei mir Klick.

Schrittchenweise Besserung

Otto: Wir konnten glücklicherweise verhindern, dass es dir immer
schlechter ging.
Christina: Indem ich immer weniger arbeitete.
Otto: Das war aber nicht der Hauptgrund. Ich bin sicher, dass du
dank der Magnetresonanztherapie wieder deutlich mehr Energie
hast. Deine Tiefs sind nun nicht mehr so tief. Das ist für mich wie
Tag und Nacht. Vorher konnten wir ja nicht einmal für eine Viertel-
stunde in ein Geschäft gehen. Und jetzt warst du drei Tage lang an
einem Gesundheitsseminar. Du hast es gut überstanden, musst aber
jetzt die Folgen erdulden: Du bist sehr müde und leidest unter Ge-
dächtnislücken.
Christina: Nach einer grossen Anstrengung brauche ich viel mehr
Zeit, um mich zu erholen. Das kann bis zu einer Woche dauern oder

noch länger. Das berücksichtige ich auch in meiner Terminplanung und vereinbare höchstens zwei Termine. Mehr wäre mir zuviel.

Otto: Als es dir ganz schlecht ging, war an so etwas wie «Termine» gar nicht zu denken.

Christina: Ich habe mir immerhin ein eigenes kleines Büro einrichten können, in dem ich meine Sachen mache. Ich bin gerne kreativ tätig. Bin ich müde, kann ich mich dort problemlos hinlegen.

Otto: Wir haben uns natürlich den Kopf darüber zerbrochen, welche Möglichkeiten sich bieten, wenn man relativ behindert ist. Eine reguläre Berufstätigkeit kam nicht in Frage, und uns wurde klar, dass es sich nur um eine selbstständige Tätigkeit handeln kann.

Christina: Bei der es keine fixen Termine gibt ...

Otto: ... oder möglichst wenige. Dann kamen wir auf die Idee, dass du deine Erfahrungen mit der Magnetresonanztherapie anderen Betroffenen zur Verfügung stellen könntest. Jetzt verkaufst oder vermietest du die entsprechenden Geräte und informierst über deren Anwendung und Wirkung. Das Ziel ist dabei, dass du dadurch wieder einen Lebenssinn erhältst.

Christina: Man spricht bei CFS ja nicht von Heilung, sondern davon, wie sich die individuelle Lebensqualität verbessern lässt. Mit dieser Krankheit muss man sein Leben ganz neu gestalten. Leider begreifen das viele Leute nicht. Es ist ein Prozess, in welchem alles, was früher zu meinem Leben gehört hat, zum Beispiel Skifahren, nicht mehr möglich ist. Ich war eine sehr sportliche Frau. Auch jetzt sollte ich mir genügend Bewegung verschaffen, damit ich keine Probleme mit den Gelenken bekomme. Aber mit dem CFS kann die kleinste Aktivität schon zu einer Überbelastung führen. Es gelten einfach nicht dieselben Massstäbe wie bei einer gesunden Person. Ich begann mit einem leichten, gezielten Konditionstraining. Aber dabei nahmen die Schmerzen wieder zu ...(*Christina hält kurz inne*) Jetzt habe ich den Faden verloren, das gehört auch dazu.

Können Sie damit rechnen, dass sich Ihr momentaner Zustand stabilisiert?

Christina: Wenn ich einen gewissen Lebensstil lebe – morgens nicht zu früh aufstehe und abends nicht zu spät zu Bett gehe – kann ich einigermassen mit dem CFS leben. Ich habe dann eine gewisse Lebensqualität. Mein Arzt betonte schon zu Beginn, dass ich eine regelmässige Tagesstruktur einhalten muss. Ich muss kleine Pausen machen können. Wenn ich mit den öffentlichen Verkehrsmitteln wegfahre, rechne ich genügend Zeit ein. Ich darf auf keinen Fall Stress bekommen. Während den Stosszeiten achte ich darauf, dass ich einen früheren Bus nehme. Ich warte lieber am Bahnhof eine halbe Stunde, als dass ich hetzen muss. Ich kann nur sehr langsam gehen und muss das einkalkulieren.

Otto: Am Schlimmsten ist es, wenn wir über einen Fussgängerstreifen gehen. Man will einen Autofahrer nicht lange warten lassen; der versteht ja nicht, dass eine relativ junge Frau sich so langsam fortbewegt wie ein alter Mann. Am liebsten würde ich dich dann jeweils tragen.

Christina: Wenn ich manchmal hinke, ist viel mehr Verständnis vorhanden. Man denkt dann, ich hätte etwas am Fuss.

Plötzlich steht Otto auf, um ein Fenster zu schliessen. Er hat die nonverbale Sprache seiner Frau sofort wahrgenommen und gemerkt, dass sie sich nicht wohl fühlt, weil es im Raum kühler geworden ist. Für Christina kann schon etwas Kleines zu einer grossen Belastung führen. Als Nichtbetroffene muss ich mir das erst einmal vor Augen führen. Ich merke, wie schwer es trotz der theoretischen Vorinformationen ist, mich in Christinas Lage hineinzuversetzen.

Von der Schwierigkeit, sich helfen zu lassen

Wie war es für Sie, als Sie merkten, dass Ihr Partner Sie immer mehr unterstützen und auch Hausarbeit übernehmen musste?

Christina: Das war furchtbar für mich.

Otto: Für dich war diese Tatsache belastender als für mich.

Christina: Zu dieser Zeit warst du beruflich zu 150 bis 200 Prozent ausgelastet. Du hast pro Woche 70–80 Stunden gearbeitet. Da wollte ich dir nicht noch mehr aufbürden, weil mir bewusst war, dass du selber schon am Anschlag warst.

Otto: Das war schon Pech. Aber für mich wäre eine bessere Kommunikation von deiner Seite hilfreich gewesen. Wir hatten schon viele
Auseinandersetzungen deswegen. Ich habe zum Beispiel Angst, dass
du irgendwo zusammenbrichst und ich dir nicht helfen kann. Du
bist da leider nicht sehr mitteilsam. Und wenn du nicht zur erwar-
teten Zeit heimkommst, mache ich mir Sorgen. Ich möchte ja nur
deshalb mehr wissen, damit ich dir besser helfen kann.

*Wie war das für Sie als Partner, als Sie in der ersten Zeit der Erkran-
kung feststellen mussten, dass Christinas Zustand immer schlechter
wurde?*

Otto: Ich denke, ich war damals ihr gegenüber zuwenig verständnis-
voll. Ich sagte zu ihr, dass sich ihr Zustand bestimmt wieder verbes-
sere. Ich versuchte, sie aufzubauen und wollte ihr Hoffnung machen.
Es gab aber auch eine Phase, in der es für uns richtig schwierig wurde. Als sie in der Klinik war, hat sie mir ziemlich direkt vorgeworfen,
ich hätte keine Zeit und kein Verständnis für sie. Sie kannte meine
extreme Auslastung und griff mich trotzdem an, weil sie moralisch
so tief unten war. Ich möchte hier nicht klagen, sondern aufzeigen,
wie diese Spannungen aufkommen können. Beide fühlten wir uns
ungerecht behandelt. Ich möchte noch einmal auf die Aufmerksamkeit und die Liebe zwischen zwei Partnern zu sprechen kommen.
Wer so schwer krank ist, kann nicht mehr so viel geben wie früher.
Durch die verringerte Aufmerksamkeit entsteht ein Loch, was zu
Krisen führen kann. Auf der anderen Seite kann es ein Paar auch zu-
sammenschweissen, wenn man das gemeinsam übersteht.
Christina: Meine Äusserung von damals war nicht mal als Vorwurf
gemeint, sie war eine Feststellung, dass er extrem ausgelastet war. Er
war so engagiert, dass er nur selten zuhause war und wir zuwenig
Zeit hatten, um gewisse Themen zu besprechen. Ich hätte gerne mit
ihm meine Gefühle und Gedanken geteilt, sei das etwas Trauriges
oder etwas Schönes. Aber ich wusste, dass er sich aus beruflichen
Gründen nicht mehr Zeit für mich nehmen konnte.
Otto: Für mich war das schon schwierig, weil man mit 55 Jahren
nicht so einfach den Job wechseln kann. Es gab für mich nichts an-

deres, als mich durchzubeissen. Und für mich als Partner war es auch schlimm zu merken, dass ich gar nichts dagegen tun konnte. Christina litt unter Depressionen, hatte das Gefühl, nichts mehr wert zu sein und finanziell unterstützt werden zu müssen. Zum Glück hatten wir keine finanzielle Krise zu befürchten.

Das muss alles sehr viel Kraft gekostet haben. Kraft, die man nicht mehr hat?

Christina: Ja das stimmt.

Wie lange hält man das überhaupt aus?

Otto: Ich weiss es nicht. Heute denke ich manchmal, dass ich ein Burnout-Syndrom habe. Aber ich werde jetzt frühzeitig in Pension gehen, ich kann mir das leisten.

Sobald wir in unserem Gespräch etwas lauter werden oder lachen, beginnen auch die Wellensittiche im Hintergrund heftig zu zwitschern, als ob sie auf sich aufmerksam machen möchten. Ich erfahre, dass Christina mehrere der Vögel aus Gutherzigkeit in ihre Obhut aufgenommen hat, so dass eine kleine Gruppe gefiederter Mitbewohner zusammengekommen ist.

Die Maschen im sozialen Netz

Kamen Sie auch in die Situation, dass Sie sich im Bekanntenkreis rechtfertigen mussten?

Christina: Nein, weil ich von Anfang an erzählt hatte, dass es mir nicht gut geht. Damals ging es ja noch um die Schilddrüse. Und auch nachher erklärte ich einfach, worunter ich litt. Ich erfuhr Anteilnahme und Betroffenheit von meinen Kolleginnen.
Otto: Sehr viele CFS-Betroffene leiden aber unter dem Unverständnis ihres sozialen Umfeldes. Betroffene fallen schnell einmal durch das gesamte soziale Netz hindurch. Einerseits, weil sie im heutigen

Arbeitsmarkt den erhöhten Leistungsansprüchen nicht mehr genügen, und andererseits, weil sie viel zu wenig Verständnis und psychosoziale Unterstützung von ihrer Umwelt erfahren. Verständnis von aussen hilft, die Krankheit besser zu bewältigen. Ich kann nicht verstehen, dass sich viele Männer aus ihrer Beziehung hinausschleichen, wenn die Partnerin krank ist.

Kann es sein, dass sie überfordert sind?

Otto: Schon auch, denn vorher hatte man eine Partnerin an seiner Seite, die zu 100 Prozent da war, und jetzt bekommt man viel weniger von ihr, das ist schon so. Die gegenseitige Aufmerksamkeit verschiebt sich zur Kranken hin. Man gibt mehr, man erhält weniger. Damit haben offensichtlich viele Männer Mühe. CFS-erkrankte Personen sind durch Schmerzen und Probleme automatisch viel stärker mit sich selber beschäftigt, so dass der Raum für den Partner klein, manchmal sehr klein wird. Wenn dann noch ungerechtfertigte Vorwürfe dazukommen, wird es oft auch für den Partner schwierig, sich immer wieder zu sagen: «Sie ist krank, du darfst das nicht persönlich nehmen.» Manchmal muss man sich auch zur Wehr setzen.

Ich gehe davon aus, dass es Einschränkungen in der Beziehung gibt, die bis in den Intimbereich hinein reichen?

Otto: Ja, das ist ein wichtiges Thema. Wenn bei der Frau keine Energie mehr vorhanden ist, schwindet auch ihre Lust auf Spiel, Spass und Liebe. Das ist für den Partner ebenso schwierig wie die übrigen Auswirkungen der Krankheit.

Christina: Entweder wird eine vorhandene Beziehung durch den ganzen Krankheitsprozess gestärkt, oder die Partnerschaft bricht auseinander, indem der Gesunde den kranken Partner verlässt. Und dann steht man ganz alleine da, vielleicht noch mit Kindern, die man erziehen muss. Das ist ganz verrückt. Viele Betroffene haben auch Existenzängste. Sie fürchten sich, den Arbeitsplatz zu verlieren, weil sie dann mittellos wären. Die kämpfen täglich mit diesen Problemen und haben kaum Energie dafür, weil sie schwer krank sind.

Was würde solchen Personen helfen?

Christina: Öffentlichkeitsarbeit und Aufklärung, um zu zeigen, dass es sich beim CFS nicht um Frühjahrsmüdigkeit handelt. Im öffentlichen Raum gäbe es Verbesserungsmöglichkeiten für Patienten mit Schmerzen oder für solche, die wenig Kraft haben. Zum Beispiel kann ich die Waggontüren der Züge nicht selber öffnen. Wenn niemand ausser mir aussteigt, muss ich eine andere offene Türe finden. Sonst kann ich nicht aussteigen. Zudem gibt es immer noch Ämter, deren Gebäude nicht rollstuhlgängig sind. All diese Dinge wären wichtig. Auch mit einer chronischen Krankheit ist man behindert.

Otto: Andererseits müssen die Betroffenen den Mut aufbringen, über ihre Krankheit und die Einschränkungen zu reden. Erst dann erfährt das Umfeld und zuletzt auch die Öffentlichkeit, wie schwer wiegend sich das CFS auf den Alltag auswirkt. Es ist einfach ein Problem, dass man es den Leuten nicht ansieht.

Was kann man Betroffenen empfehlen, die noch ganz am Anfang der Erkrankung stehen?

Christina: Sobald als möglich sollte man eine lange Arbeitspause von ein bis zwei Jahren einlegen. In dieser Zeit kann man sich soweit stabilisieren, dass der Körper nicht noch mehr geschädigt wird. Man sollte sich von dem Gedanken lösen, berufstätig bleiben zu wollen. Ich denke, dass dies am meisten bringt.

Otto: Wenn der eigene Arzt das Verständnis nicht aufbringt und einen nur vertröstet, dann sollte man sofort die Fachperson wechseln. Die freie Zeit in der Arbeitspause kann man dazu nutzen, Kraft zu schöpfen und seinem Leben eine neue Orientierung zu geben.

Christina: Man sollte zudem einen Arzt wählen, der den Überblick behält und alles koordiniert.

Otto und Christina betonen, dass sie wohl eher ein Ausnahmefall sind. Christina ist fast ein «Sonntagskind» unter den CFS-Kranken, weil sie einen Partner hat, der zu ihr hält, und weil sie sich keine existenziellen Sorgen zu machen braucht. Nicht allen CFS-Betroffenen geht es so gut wie den beiden, die trotz der Krankheit einen starken Zusammenhalt haben und eine gewisse Lebensqualität geniessen. Viele stecken in grossen finanziellen Schwierigkeiten, die infolge der Erkrankung zustande kamen. Geldnot behindert die Betroffenen zusätzlich, sie blockiert den Aufbau einer neuen Lebensqualität.

Bilanz ziehen

Was war für Sie als Direktbetroffene bislang das Schwierigste an Ihrer Erkrankung?

Christina: Der Prozess, bis ich mich selbst gegenüber eingestehen konnte, dass ich nicht mehr leistungsfähig bin. Ich musste zu 100 Prozent neu beginnen und mir sagen können: «Das war einmal, das war schön, aber das ist jetzt vorbei.» Man darf einfach nicht resignieren, sondern muss den Mut finden, auch im neuen Leben einen Sinn zu finden. Wichtig ist für mich zudem zu wissen: Auch wenn ich in ein Loch falle und es mir schlecht geht, gibt mein Partner mir Halt. Ich weiss, dass er mein Leiden nicht wegnehmen kann, aber er hört mir immer zu. Ich kann ihn auch in den Arm nehmen und ihn halten. Er ist da.

Otto: Ich denke, dass bei Alleinstehenden die Hoffnungslosigkeit fast grösser sein muss als die Krankheit selber. Viele sehen keinen Horizont und keine Perspektiven mehr. Für solche Menschen ist eine Selbsthilfegruppe extrem wichtig und hilfreich.

Christina: Man steht am Fusse eines riesigen Berges, den man erklimmen sollte, mit dem Wissen, dass man die Spitze nicht erreicht. Zu Beginn der Krankheit geht es noch einigermassen. Dann gleitet man langsam bergab und es geht immer schneller talwärts. In der Zeit, in der man hinabgleitet, verliert man viele Sozialkontakte.

Otto: Man kann die Situation auch mit einem Dammbruch vergleichen: Der Damm ist gebrochen, und alles ist überschwemmt. In der Mitte steht die Patientin auf der Mauer. Links und rechts hat es nichts. Das ist eine verzweifelte Situation. In der Gruppe hat man die Chance, einen neuen Freundeskreis aufzubauen – da sind Menschen, die einen wirklich verstehen können, auch wenn sie genügend eigene Probleme haben.

Haben Sie durch das CFS irgendetwas Schönes erfahren dürfen?

Christina: Unsere Partnerschaft ist daran gewachsen. Ich habe Glück mit meinem Partner, weil ich mich auf ihn verlassen kann.
Otto: Schönes? Also, ich glaube, die Krankheit führt zu einer Verinnerlichung bei den Patienten. Sie legen dann mehr Gewicht auf die inneren Werte, auf das Wertvolle im Leben. Für die Alleinstehenden gibt es in meinen Augen jedoch wenig Schönes.

Depressionen – die Fakten

Was sind Depressionen?

Eine Depression ist eine Gemütskrankheit mit individuell unterschiedlicher Ursache. Betroffene verlieren mit der Zeit jegliches Interesse an ihrer Umwelt. Kennzeichen einer Depression sind anhaltende Traurigkeit und Niedergeschlagenheit. Grundlos Schuldgefühle und Angstzustände prägen die Befindlichkeit des Depressiven, dem alles hoffnungslos und negativ erscheint. Man unterscheidet depressive Reaktionen, schwere wiederholt auftretende Depressionen und depressive Zustände im Rahmen anderer Erkrankungen. Typischerweise tritt eine Depression episodisch auf. Das heisst, dass neben stark depressiven Phasen auch solche auftreten, in denen man sich völlig gesund fühlt.

Symptome

Oft wird eine genaue Diagnose erschwert, da die körperlichen Anzeichen so stark im Vordergrund stehen, dass man zuerst gar keine Depression «dahinter» vermutet.

Zu den häufigsten Anzeichen einer Depression zählen:
- innere Unruhe
- Appetitlosigkeit und Gewichtsverlust
- Müdigkeit, Energiemangel
- gesteigerter Appetit und Gewichtszunahme
- allgemeine Interesselosigkeit
- Schlafstörungen
- Angstzustände
- Konzentrationsstörungen
- geringes Selbstbewusstsein
- Kopfschmerzen, Gliederschmerzen
- Schuldgefühle
- Atembeschwerden
- Traurigkeit
- Verdauungsprobleme und Übelkeit

Ursachen

Bei einer Depression ist eine Stoffwechselveränderung im Gehirn feststellbar. Der Grund dieser Funktionsstörung ist noch nicht vollständig geklärt, der Serotonin-Stoffwechsel scheint aber eine wichtige Rolle dabei zu spielen. Man geht davon aus, dass die Vererbung mit eine Rolle spielt, wobei die eigentlichen Krankheitsauslöser individuell verschieden sind. Belastende Lebensereignisse, wie etwa der Tod einer nahe stehenden Person, Arbeitslosigkeit oder die Trennung von einem Partner, sind ebenso am Auftreten einer Depression beteiligt, wie zum Beispiel Einsamkeit und Isolation. Depressionen können jedoch auch aufgrund bestimmter Krankheiten oder Medikamente ausgelöst werden.

Häufigkeit

Depressionen zählen zu den häufigsten Erkrankungen überhaupt. In der Schweiz leidet etwa jede fünfte Person einmal in ihrem Leben ernsthaft an einer Depression. Frauen erkranken rund 2–3-mal häufiger an Depressionen als Männer.

Auswirkungen von Depressionen

Wer morgens völlig erschöpft und ohne Zuversicht aufsteht, sich durch den Tag schleppt und dauernd seinen negativen Gedanken nachhängt, leidet. Dieses Leiden kann kurzfristig durch nichts und niemanden gestoppt werden. Der Depressive sieht alles wie durch eine schwarze Brille. Typisch ist auch das Morgentief mit einer leichten Besserung gegen Abend. Die Leistungsfähigkeit ist stark vermindert, sodass es zu vollständiger Arbeitsunfähigkeit kommen kann. Der gefährlichste Aspekt der Depression besteht in der Neigung, seinem Leben ein Ende zu setzen: Aus einem Gefühl von Pessimismus, Hoffnungs- und Auswegslosigkeit heraus sieht der Betroffene keine andere Lösung mehr. Depression ist die häufigste Ursache von Selbstmord und Selbstmordversuchen.

Behandlung

Depressionen sind zwar heilbar, aber die Veranlagung dazu bleibt meist bestehen. Es empfiehlt sich, eine kombinierte Behandlung von Psychotherapie und Medikamenten durchzuführen. Medikamente (Antidepressiva) müssen über mehrere Monate und auch noch eine Weile über die Besserung hinaus eingenommen werden. Sie sind gegen die Symptome wirksam, können aber die tiefer liegenden Auslösefaktoren nicht beheben. Deshalb eignet sich besonders eine zusätzliche Gesprächstherapie, um den individuellen Ursachen der Depression auf den Grund zu gehen. Im Zuge therapeutischer Gespräche lernen die Betroffenen mit ihrer depressiven Stimmung besser umzugehen, finden zu ihrem Selbstvertrauen zurück und können herausfinden, welche Situationen, Gedanken und Gefühle sie krank machen und was sie daran verändern können.

Komplementäre Heilmethoden

Verschiedene komplementäre Heilmethoden unterstützen die Behandlung einer Depression. Dazu zählen asiatische Methoden, wie Akupunktur, Akupressur, Shiatsu und Watsu (Shiatsu im Wasser). Eine Aromatherapie, pflanzliche Medikamente (z.B. Johanniskraut) oder ätherische Öle (Lavendel-, Pfefferminz-, Rosmarin- und Orangenöl) wirken stimmungsaufhellend.

Wie gehe ich am besten mit Depressionen um?

Fälschlicherweise denken viele Menschen, dass die Erkrankung der Seele einer persönlichen Schwäche gleichkommt. Tatsache ist jedoch, dass der Mensch gleichermassen aus Körper und Psyche besteht und somit auch an beidem erkranken kann. Depressionen sind medizinische Erkrankungen! Erst wenn dies von der betroffenen Person und ihren Angehörigen erkannt und akzeptiert wird, kann der Heilungsprozess beginnen. In schweren Fällen können in psychosomatischen oder psychiatrischen Kliniken relativ gute Erfolge erzielt werden. Neben medikamentöser Behandlung und Gesprächstherapie werden vor allem integrierende Massnahmen mit Massagen, Bädern, Entspannungsverfahren, Mal- oder Musiktherapien angeboten. Selbst-hilfegruppen helfen Betroffenen und ihren Angehörigen, mit der Krankheit besser umzugehen. Sie vermitteln nebst dem Gefühl, nicht allein zu sein, auch viele wichtige Informationen und Tipps. Wer unter typischen Symptomen oder gar Selbstmordgedanken leidet oder solches bei einem Angehörigen beobachtet, sollte unverzüglich mit einem Arzt oder einer Krisenberatungsstelle Kontakt aufnehmen.

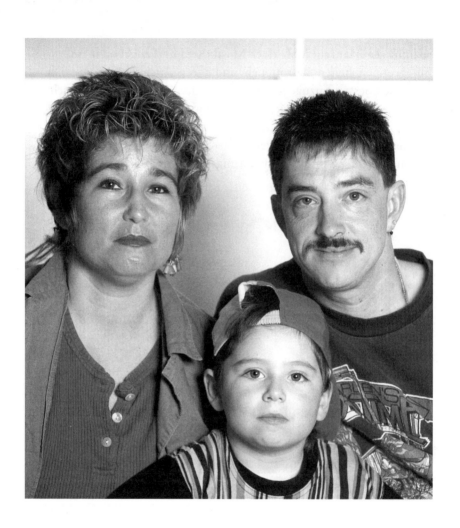

Andrea und Daniel: «Die Unterstützung durch die Familie war sehr wichtig»

Andrea litt vor vier Jahren an starken Depressionen, kurz nachdem ihr Söhnchen Benjamin geboren worden war. Als sie innerhalb eines Jahres an ihrem psychischen Tiefpunkt angelangt war, musste sie in die psychiatrische Klinik eingewiesen werden. Dank der Unterstützung ihres Mannes Daniel, ihrer Familie und der fachlichen Hilfe ihrer Ärzte und Therapeuten fand sie den Weg aus der Depression hinaus und gewann eine neue Lebensqualität.

Andrea: Mit 18 Jahren, während meiner Ausbildung zur Arztgehilfin, habe ich das erste Mal gespürt, dass es mir psychisch schlecht ging. Ich wusste damals noch nicht, was das war, und dachte einfach, ich sei traurig und überfordert. Ich habe damals nichts dagegen unternommen, da ich im Alter von 19 bis 23 Jahren dann keine Beschwerden mehr hatte. Erst danach tauchten diese Phasen wieder sporadisch auf.

Waren Sie dann in ärztlicher Behandlung?

Andrea: Ja, man fand heraus, dass ich an depressiver Verstimmung litt, bis schliesslich die Diagnose «Depression» gestellt wurde. Richtig los ging es dann im Alter von 30 Jahren, etwa drei Monate nach der Geburt unseres Sohnes Benjamin im Januar 1996. Er ist unser einziges Kind und ein Wunschkind. Bis dahin hatte ich 100 Prozent als Arztgehilfin gearbeitet. Die Geburt war sehr schwer. Danach ging es mir gut, ich freute mich, und alles schien sich positiv zu entwickeln. Das Problem begann, als ich nun in meiner neuen Rolle den ganzen Tag zuhause war. Ich hatte das Gefühl, ich müsste dauernd putzen und aufwändig kochen, und ich war unsicher, ob ich mit dem Kleinen alles richtig machte. Als Bäcker arbeitete mein Mann zu jener Zeit immer nachts, was ich eigentlich so gewohnt war. Trotzdem kam ich mir während der ersten drei Wochen, als ich mit dem Baby zuhause war, sehr einsam vor. Der Kleine wachte in der Nacht mehrere Male auf, und es klappte nicht gut mit dem Stillen. Wenn dann mein Mann von der Arbeit nachhause kam, musste er jeweils erst einmal schlafen gehen. Diese Tatsache verwirrte mich plötzlich. Es wurde mir bewusst, dass ich einfach ständig alleine war. Ich bemerkte meine Veränderung, aber ich dachte, dass sich das schon alles wieder einpendeln würde. Mein Mann musste dann wegen einer Fussoperation drei Monate zuhause sein und ruhig liegen. Seine starken Schmerzen machten ihn fast verrückt. Er war zwar hier, aber er konnte mir nicht helfen, ausser dass er unseren Sohn häufig im Arm hielt. Mein Zustand veränderte sich noch stärker. Ich arbeitete bis zur Erschöpfung und war nicht fähig, mir selbst etwas Ruhe zu gönnen. Ich war hyperaktiv. Das war einfach nicht mehr normal, denn ich konnte bis nachts um 2 Uhr putzen und bügeln. Und um 4 Uhr weckte mich wieder der Kleine, sodass ich bloss zwei Stunden geschlafen hatte.

Daniel: Ja, das war unglaublich! (*lacht*)

Andrea: Du versuchtest immer mich zu bremsen und sagtest mir, ich solle damit aufhören. Manchmal nahmst du mich in den Arm und sagtest: «Schatz, jetzt setz dich einmal hin und hör mit der Arbeit auf.» Aber ich war dazu nicht fähig. Ich musste meine hohen Anforderungen um jeden Preis erfüllen. Ich habe mir so viel abverlangt, dass ich mit der Zeit sämtliche Kraft und Energie verlor. Wir quälten uns damals auch mit Existenzängsten. Deine Fussverletzung stellte uns vor die Frage, ob du überhaupt noch berufstätig bleiben konntest. Wir befanden uns da in einer sehr unsicheren Lage. Es belastete mich enorm, dass unsere finanzielle Zukunft unklar war. Du musstest auch noch zweimal wöchentlich zum Arzt und die Invalidenrente musste abgeklärt werden. Das war ein schwieriges Jahr. Ich brachte dich jeweils zur Arztpraxis, obwohl ich das eigentlich hätte abgeben können. Der schlechte Zustand deines Fusses machte mich sehr traurig. Ich hatte Angst, dass du vielleicht nie mehr würdest gehen können. Aber diese Gedanken schluckte ich alle runter, ohne mich jemandem anzuvertrauen.

Musste Ihre Frau deshalb dauernd aktiv sein, um nicht in ein Loch zu fallen?

Daniel: Nein, nein, das war ein unbewusster Prozess, der sich schleichend entwickelte. Das hatte sich bei ihr allmählich eingependelt, und als es eine Stufe weiterging, konnte sie nichts mehr dagegen tun. Dann hatte die Depression meine Frau bereits fest im Griff. Das Schlimmste für mich war, dass ich nichts dagegen tun konnte, um sie aus diesem Zustand herauszuholen. Ich sagte ihr immer wieder, sie solle sich ausruhen. Ich fühlte mich wehrlos.

Andrea: Nach dieser aktiven Phase ging es rapide bergab. Ich war zwar nicht manisch-depressiv, es war eine ausgesprochene Depression. Aber ich habe einfach wahnsinnig viel gemacht. Das wollte ich selber so, das hat mir ja niemand aufgetragen. Ich versuchte allem gerecht zu werden, nur mir selber nicht. Ich vergass mich vollkommen. Im Sommer fühlte ich mich ziemlich schlecht. Den Rest gab mir dann der Tod meines lieben Grossmuttis. Mit ihr hatte ich mich immer sehr verbunden gefühlt. Im gleichen Jahr die Geburt unseres Sohnes und dieser Todesfall – das war einfach zuviel für mich. Ich brachte das Ganze mit Leben und Tod nicht mehr auf die Reihe. Ständig suchte ich nach dem Sinn des Lebens und verstand das Wesen «Mensch» nicht mehr. Von diesem Moment an kam ich überhaupt nicht mehr auf die Beine.

Am Tiefpunkt

Andrea: Ich fing plötzlich an, Angst zu empfinden, wenn ich das Haus verlassen sollte. Ich litt unter Appetitlosigkeit, sodass ich über 10 Kilogramm abgenommen habe. Ich hatte Ein- und Durchschlafstörungen. Ich nahm keinen Telefonanruf entgegen und öffnete die Haustüre nicht mehr. Autofahren war mir nicht mehr möglich.

Haben Sie Probleme gewälzt?

Andrea: Ja, ja. Stundenlang sass ich auf dem Sofa und hing meinen Gedanken nach. Aber es ist nichts dabei herausgekommen. Ich habe auch mit meinem Sohn nichts mehr anfangen können. Oder auch mit meinem Partner – ich war einfach überhaupt nicht mehr beziehungsfähig. Sogar unser kleiner Hund distanzierte sich von mir. Das war schrecklich.

Haben Sie sich abgeschottet?

Andrea: Ja. Ich war total isoliert. Ich meldete mich auch nicht mehr bei meinen Eltern oder Freundinnen. Es war mir unmöglich, über irgendetwas zu plaudern. Ich sprach tagelang kaum etwas, nur noch «ja» oder «nein». Ich war total apathisch. Zu dieser Zeit hatte ich schon soviel Gewicht verloren, dass ich auch vom Körper her keine Energie mehr hatte. Ich konnte kaum mehr einkaufen. Jedes Mal musste ich mich stark zusammenreissen, um das Geschäft zu betreten. Und wenn ich drin war, wusste ich nicht mehr, was ich eigentlich einkaufen sollte, weil ich selber ja nichts zu essen brauchte. Ich empfand weder Hunger noch Durst. All diese Gefühle kannte ich nicht mehr. Das kann ich mir heute kaum mehr vorstellen. Oft verliess ich den Laden ohne etwas gekauft zu haben und ging mit dem Vorsatz nach Hause, es am nächsten Tag noch einmal zu versuchen. Die Wäsche musste schliesslich meine Mutter für mich waschen, und auch mein Mann hat viel Arbeit übernommen. Es hat mich alles sehr viel Kraft gekostet. Ein Bad zu nehmen war bereits äusserst anstrengend für mich, wie wenn jemand einen 1000-m-Lauf macht. Manchmal bin ich morgens gar nicht mehr aufgestanden. Damals rauchte ich sehr viel und stand dabei jeweils lange auf der Terrasse. Als mein Mann einmal von der Arbeit nach Hause kam, sah er, dass ich draussen stand und nur ein T-Shirt trug. Es war Herbst, und ich spürte die Kälte nicht. Alle Grundbedürfnisse des Menschen, wie Hunger, Durst, eine Beziehung zu leben, Sexualität, sich selber gern haben – all das war bei mir wie weggewischt. Am Schluss, das heisst vor der Einweisung in die psychiatrische Klinik, war ich bloss noch …
Daniel: Du warst nur noch eine Hülle.
Andrea: … eine Fleischhülle ohne Inhalt. Aber trotzdem litt ich unter massiven Schuldgefühlen, als Partnerin und Mutter versagt zu haben. Und am Schluss wünschte ich mir oft, nicht mehr aus dem Schlaf zu erwachen. Ich hatte Suizidgedanken, welche ich aber nicht in die Tat umgesetzt habe. Ich wollte nicht wirklich sterben, aber ich wollte einfach nicht mehr auf diese Weise weiterleben. Ich fand, dass ich für meinen Mann und meinen Sohn nur noch eine Belastung war. Das hatten die beiden nicht verdient, und ich konnte diesen Zu-

stand nicht mehr ertragen. Das war das Schlimmste, was mir in meinem Leben je passiert war. Als Mutter von einem Baby sollte man doch überglücklich sein, fand ich. Manchmal nahm ich das Kind am Morgen auf und wartete dann nochmal eine halbe Stunde. Dann gab ich ihm den Schoppen, welchen mein Mann vorbereitet hatte, so dass ich ihn nur noch aufzuwärmen brauchte. Ich wusste nicht mehr, wie man das machte. Und dann sass ich da und zerbrach mir den Kopf, was ich mit diesem Kind den ganzen langen Tag machen sollte. Und mit mir selber. Solche Tage waren furchtbar. Jede Stunde war so lang.

Gab es für Sie als Partner Momente, in denen Sie am liebsten gesagt hätten: «Jetzt reiss dich doch einmal zusammen!»?

Daniel: Ja, zu Beginn schon. Bis ich merkte und wusste, worum es überhaupt ging. Am Anfang habe ich mich natürlich schon aufgeregt. Ich dachte: «Mein Gott nochmal, jetzt arbeite ich den ganzen Tag, komme nach Hause und nichts ist erledigt.» Da kam es zu Reibereien. Aber das nahm ab, sobald ich wusste, was mit ihr los war.
Andrea: Du hast dann gemerkt, dass das alles für mich nicht mehr möglich war. Ich habe damals tagelang nicht mehr gearbeitet. Wenn ich ein Buch las oder einen Film anschaute, begriff ich vieles davon nicht mehr. Ich konnte mich auch nicht konzentrieren.
Daniel: Du hast es nicht mehr «auf die Reihe gekriegt». Du wusstest nicht, worum es überhaupt ging.
Andrea: Ich litt unter Wahrnehmungsstörungen und hatte den Bezug zur Realität verloren. Es kam mir alles komisch und fremd vor. Ein Beispiel: Als ich morgens im Bett lag, hörte ich, wie jemand sein Auto aus der Garage fuhr. Da stellte ich mir vor, wie die Leute aufstehen, zur Arbeit fahren, zum Mittagessen nach Hause kommen, dann wieder zur Arbeit gehen, um schliesslich wieder nach Hause zu kommen. Vielleicht ziehen sie einen Trainer an, sitzen herum und essen etwas zu Abend, um dann schlafen zu gehen. Das ergab für mich alles keinen Sinn mehr. Ich fragte mich: «Was soll das? Das ist ja immer dasselbe.» … Ich wurde fast wahnsinnig dabei. Wissen Sie, für mich schien das Licht hier drin viel düsterer, der Raum viel grösser, und

ich selber kam mir extrem klein vor. Oft stand ich neben mir und schaute mir zu. Das war grauenhaft.

Wussten Sie zu diesem Zeitpunkt, dass dies kein Normalzustand war?

Andrea: Jaja.

Was löste das bei Ihnen aus?

Andrea: Das war so schrecklich, dass ich mit jedem andern Menschen getauscht hätte. Mit jedem. Einfach, damit ich nicht mehr so sein musste. Auch wenn man hört, dass jeder seine Probleme hat, hätte ich wirklich mit jedem getauscht. Ich hätte auch ein Mann oder ein Schulkind sein können, egal. Aber ich konnte ja nichts daran ändern. Schlimm war, dass ich mich innerlich leer fühlte und mich keinem Menschen mehr mitteilen konnte.

War Sexualität bei all der Belastung noch ein Thema?

Daniel: Das war für Andrea nicht mehr möglich.
Andrea: Ich konnte keine Nähe ertragen. Ich konnte ja nicht einmal den Kleinen halten. Und Sexualität wäre da nicht möglich gewesen. Ich hatte kein Verlangen, sondern fühlte mich wie tot. Der ganze Körper war für mich ohne Gefühl oder Empfinden, sondern bloss Fleisch. Daniel zeigte sehr grosses Verständnis, was wohl nicht selbstverständlich ist. Obwohl es diesbezüglich vorher sehr gut lief und es auch jetzt wieder tut, war es damals unmöglich. Erst später kam es ganz langsam wieder, als wir uns einander wieder annäherten und uns viel Zeit liessen. Ich empfinde die Sexualität heute viel tiefer und schöner.

Keine Kraft mehr

Woher – von Ihrem Mann einmal abgesehen – haben Sie Unterstützung erhalten?
Andrea: Von meiner Schwester, die direkt unter uns wohnt. Sie ver-

suchte, mich möglichst nicht alleine zu lassen. Sie stellte mir kleine Aufgaben, damit ich etwas zu tun hatte. Irgendetwas Kleines. Vielleicht schickte sie mich zum Einkaufen oder lud mich zum Mittagessen zu sich nachhause ein.

Daniel: Einfach so, dass du auf irgendeine Art und Weise beschäftigt warst. Aber dennoch so, dass du mit dieser Tätigkeit nicht überfordert warst. Es war schwierig, abzuwägen, was für dich drin lag und was nicht. Und dann informierten wir uns bezüglich Ärzte und fachlicher Hilfe.

Andrea: Wir waren ambulant beim Arzt. Wir versuchten es mit Medikamenten, die aber nur wenig nützten. Man sagte zu dir: «Schauen Sie doch, dass Sie Ihre Frau entlasten können. Ihre Mutter könnte doch den Haushalt besorgen, und die Schwester könnte das Baby und den Hund übernehmen.» Aber das war keine Lösung. Du realisiertest, dass ich trotzdem nicht gesund werden würde. Da hätte es auch nichts gebracht, wenn du bei der Arbeit frei genommen und daheim alles erledigt hättest. Da hattest du richtig erkannt, dass ich krank war, nicht wahr?

Daniel: Ja. Ich spürte das.

Hat man überhaupt noch die Kraft, selber aus der Krankheit herauszukommen?

Andrea: Das Einzige, was es noch gibt, ist Suizid oder in die Klinik zu gehen. Oder einfach ganz starke Medikamente einzunehmen, wobei man dabei ja auch Betreuung braucht. Auf alle Fälle kann man da nicht mehr von alleine aussteigen. Oft sass ich stundenlang einfach nur da …

Wie lange ging diese Phase?

Andrea: So ganz schlimm war es während ungefähr zwei, drei Monaten. Das Ganze kam ja schleichend und dauerte insgesamt etwa ein halbes Jahr. Das ist schwierig zu sagen, da man zu Beginn vielleicht nur etwas schlecht drauf und müde ist. Aber die Zeit, in der ich nicht mehr aufstehen konnte und meine Eltern kamen, um zu beraten, was mit mir zu tun sei, die war sehr schlimm.

War Ihnen dann auch alles egal?

Andrea: Mir war es eigentlich nicht egal, vor allem wegen dem Kleinen. Ich wollte einfach, dass es wieder gut wird. Aber sonst konnte ich mir nichts mehr wünschen und konnte auch nichts mehr geben. Ich spürte mich nicht mehr. Ich war gefühllos.

Daniel: Wenn sie es überhaupt schaffte, am Morgen aufzustehen, dann kam sie in den oberen Stock herauf und blieb hier oben in Wohnzimmer und Küche. Wenn sie aber für irgendetwas nach unten ging, kehrte sie gleich wieder ins Bett zurück.

Andrea: Hier oben war mir alles zu gross. Ich wollte nur im Bett bleiben, bei heruntergelassenen Storen. Das Bett gab Sicherheit, es ist nicht so gross, es ist kuschelig und vermittelt Geborgenheit.

Daniel: Verschanzen und verkriechen und verstecken. Im Bett ist es dunkel und warm.

Andrea: Als ich die Storen überhaupt nicht mehr hinaufkurbelte, sagte meine Schwester: «Das ist nicht die Andrea, jetzt müssen wir etwas unternehmen.» Da wurde dann auch konkret in der Familie besprochen, was man tun könnte. Am Schluss sagte auch ich selber, dass es so nicht weitergehen konnte. Aber ich hatte einfach keine Ahnung, was zu tun war.

War Ihnen Andreas Schwester eine Hilfe?

Daniel: Ja, sie war eine grosse Unterstützung. Das Kind, das frisch dazugekommen war und meine Arbeit – das war alles sehr belastend, und sie war eine sehr grosse Hilfe.

Nachdem ich beim Betreten der zweistöckigen Wohnung bereits den kleinen Hund begrüssen konnte, springt nun eine schnurrende Katze auf die Eckbank der heimeligen Wohnküche und will sich von mir streicheln lassen. Daniel beruhigt mich mit seiner humorvollen Art: «Keine Angst, das Tier beisst nicht!», während Andrea die schrecklich laute Kaffeemaschine betätigt, sodass mein Aufnahmegerät endgültig überfordert ist. Der Espresso schmeckt vorzüglich …

Wurde Ihre Berufstätigkeit durch die Depression Ihrer Frau beeinflusst?

Daniel: Ja, ich war natürlich schon nicht ganz bei der Sache, weil mir so viele Dinge durch den Kopf gingen. Ich fragte mich, wie die Zukunft aussehen würde und wie es überhaupt weitergehen sollte mit der Familie, mit uns als Paar und vor allem mit Andrea selber. Ich machte mir viele Gedanken, es machte mir Angst. In einer solchen Situation ist man sehr froh, wenn einen jemand entlastet und gewisse Dinge abnimmt.

Haben Sie in Ihrer schlimmsten Phase die Medikamente noch weiter eingenommen?

Andrea: Die habe ich weiterhin eingenommen. Aber es hat einfach nichts genützt.

Sie hatten aber immer irgendwie noch den Willen?

Andrea: Ja, ein Funke davon war schon noch da. Ich wollte vor allem nur noch wegen dem Kleinen leben. Das war ich ihm einfach schuldig. Wenn wir aber unseren Sohn nicht gehabt hätten, weiss ich ehrlich nicht, was ich gemacht hätte. Das kann ich nicht beurteilen.

Daniel: Das nimmt dir so viel Kraft weg, dass du dir nicht mehr selber helfen kannst. Wir gingen also ein paar Mal mit ihr zum Arzt. Er schaute sie jeweils an und sprach mit ihr. Aber das Problem war, dass man ja nicht einfach einen Menschen im Anfangsstadium einer Depression wegschliessen kann. Man muss zuerst beobachten, wie sich das Ganze entwickelt. Im Winter war es dann ganz schlimm, und auch ich hatte keine Kraft mehr, so weiterzumachen. Der Rest der Familie hatte auch genug. Wir wussten, dass es so nicht weitergehen konnte und mussten handeln. Das war natürlich schwierig, ihr zu sagen: «Hör mal, mein lieber Schatz, jetzt musst du nach Königsfelden.» Ich wusste ja nicht, ob du dachtest, dass wir dich nicht mehr wollten. Dass wir dich versorgen wollten.

Andrea: In jenem Moment war es das einzig Richtige für mich, deshalb war ich damit einverstanden. Wir beschlossen das gemeinsam.

Aber am Anfang in der Klinik ging es mir ganz mies. Da habe ich oft gedacht, dass ich vielleicht für den Rest meines Lebens in diesem Zustand bleiben würde. Und mein Mann könnte eine neue Frau suchen, und sie kämen mich ab und zu mal besuchen. Ich glaubte nicht, dass ich jemals wieder gesund würde, dass ich wieder lachen, mit meinem Sohn spielen oder etwas arbeiten könnte. Solche Gedanken trieben mich fast in den Wahnsinn. Aber ich war wenigstens versorgt. Und es war mir wichtig, dass meine Familie die Chance auf ein normales Leben hatte. Das war aber nur möglich, wenn ich weg war.

Ihr Partner hat sich sehr um Sie gekümmert. Haben Sie das bewusst wahrgenommen?

Andrea: Ja. Seinen Rückhalt habe ich die ganze Zeit, während all dieser Phasen gespürt. Ich habe ihm auch oft gesagt, wie froh ich darüber war. Diese Einbettung in meine Familie war und ist für mich enorm wichtig. Ich denke, dass das gerade für depressive Menschen von grosser Bedeutung ist.
Daniel: Ich war einfach entlastet, als du in der Klinik versorgt warst. Da wusste ich, dass du am richtigen Ort bist, wo man für dich sorgt, dich versteht und weiss, wie man damit umgehen muss. Da konnte auch ich wieder etwas aufatmen und leben. Vorher bestand mein Leben nur noch aus Arbeiten und Schlafen. Das war auch nicht das Wahre.
Andrea: Ich habe es auch nicht als Abschieben empfunden, weil ich wusste, dass meine Familie nun entlastet war. Meine Eltern und meine Schwester hatten ja auch so viel für mich getan. Gerade zu meiner Mutter hatte ich immer eher ein kühleres Verhältnis gehabt. Aber sie sorgte in dieser Zeit so gut für meinem Sohn, dass ich wusste und spürte, dass es ihm sehr gut ging. Für sie war das keine Frage, mir zu helfen. Sie sagte mir, dass ich ruhig in die Klinik gehen und mir keine Sorgen machen solle. Sie sorgte sich um alles, und das hat uns einander sehr viel näher gebracht. Auch heute ist das so. Das finde ich sehr schön. Sie hat so viel getan, was nicht selbstverständlich ist. Ich konnte total loslassen, weil ich wusste, dass alles in Ordnung war.

Heilungsprozesse

Was haben Sie in Königsfelden erlebt? Als Aussenstehende kann man sich kaum vorstellen, wie es dort zugeht.

Andrea: Das war eine gute Sache für mich, denn ich befand mich in einer geschützten Atmosphäre. Ich musste mich um nichts kümmern. Zu Beginn braucht man sehr viel Zeit für sich. Man nahm mich mit meiner Geschichte und mit meiner Krankheit ernst. Wir hatten Gespräche, und ich nahm neue Medikamente, die ganz langsam zu wirken begannen. Ich konnte jederzeit mit meinen Angehörigen reden oder Besuch empfangen. Nach einer Woche wurde ich in einem Atelier beschäftigt. Langsam begann ich, regelmässig zu den Mahlzeiten zu gehen und eine Tagesstruktur zu erarbeiten, was für Depressive sehr wichtig ist. Ich nahm allmählich Kontakt zu den Mitpatienten auf, zu den Psychiatrieschwestern und Ärzten, und es entwickelten sich zum Teil richtige Freundschaften. Auf jeden Fall muss man dort mit den andern Leuten reden und kann nicht den ganzen Tag im Bett liegen bleiben. Ich konnte mich aber auch für kurze Zeit zurückziehen. In Königsfelden lernte ich, über meine Gefühle und Gedanken zu sprechen. Früher konnte ich das nicht und hätte es wohl auch nicht gewollt. Aber ich wusste, dass ich auch zuhause über all das reden musste, obwohl ich das nicht gewohnt war.

Wie fanden Sie den Anschluss an Ihre alte Umgebung wieder?

Andrea: Das erste Wochenende musste man in der Klinik bleiben, danach sollte man jedes Wochenende nachhause gehen. Diese Aufenthalte daheim verliefen natürlich nicht immer ganz problemlos. Aber ich fand die Idee gut, dass man sich langsam wieder in die gewohnte Umgebung einfügt. Schwierig waren für mich die Klinikbesuche meiner Eltern, vor allem wenn sie den Kleinen mitbrachten. Da wurde mir jeweils bewusst, was eigentlich mit mir ablief. Mit der Zeit konnte ich aber wieder Gefühle für mein Kind spüren – das gab mir unheimlich viel Kraft. Ich fing an, wieder an mich zu glauben und an mir zu arbeiten. Das war natürlich ein langsamer Prozess.

Nach vier Wochen merkten wir, dass ich nicht mehr weiterkam und die Klinik verlassen konnte. Wir suchten deshalb nach einem Anschlussprogramm und entschieden uns für die Rehabilitationsklinik Schützen in Rheinfelden, die speziell für psychisch Kranke eingerichtet ist. Das Schwergewicht der Behandlung liegt auf intensiver Psychotherapie, um herauszufinden, wer man selber ist und was die Depression verursacht hat. Es ging darum, dass ich mich dort mit mir selber konfrontierte.

Hielten Sie sich dort stationär auf?

Andrea: Ja, ich war sechs Wochen lang dort. Um das Programm dort mitzumachen, muss man psychisch und körperlich schon wieder etwas stabiler sein. Ich hatte dort viel Zeit für mich und lernte, mich mit mir selber zu beschäftigen. Irgendwann konnte ich mich wieder über kleine Dinge freuen, wie etwa einen heissen Kaffee zu trinken.

Was machte es aus, dass es Ihnen wieder gut ging?

Andrea: Das Wichtigste war wohl zu akzeptieren, dass ich die Veranlagung zu Depressionen in mir drin habe. Ich muss mir bewusst sein, dass ich jederzeit wieder depressiv werden könnte und deshalb auf mich aufpassen muss. Deshalb nehme ich auch seit vier Jahren Medikamente, die ich sehr gut vertrage. Sie gehören zu meinem Alltag wie beim Diabetiker das Insulin. Ebenso wichtig war die Erfahrung, über meine Gefühle, Ängste und Sorgen reden zu können. Und zuletzt half mir auch mein Ziel, wieder mit meiner Familie glücklich zu sein. Ich wollte wieder lachen, und wir hatten noch so viele gemeinsame Pläne.

Haben Sie die Ursachen für Ihre Depressionen herausgefunden?

Andrea: Ich weiss, dass ich einerseits genetisch vorbelastet bin, dass ich schneller zu dieser Krankheit neige als andere. Andrerseits lag es aber auch an meinem Charakter. Ich war eine, die es immer allen recht machen wollte. Meine Bedürfnisse kamen immer erst zuletzt an die Reihe. Zudem bin ich ein sehr sensibler Mensch, was ich früher vielleicht gar nicht so sehr wahrgenommen habe. Auf belastende Situationen habe ich immer sehr stark reagiert. Ich glaube, diese Mischung hat bei mir ausgereicht, um depressiv zu werden. Man kann ja nicht sein Wesen verändern, aber man kann lernen, sich besser zu schützen und dafür zu sorgen, dass es nicht so schnell wieder passiert. Ich musste zum Beispiel lernen, auch einmal Nein zu sagen. Es ist wichtig, herauszufinden, weshalb man immer wieder depressive Phasen erlebt. Es bringt nichts, das Ganze mit Medikamenten zuzudecken, denn das wäre reine Symptombekämpfung. Wenn du nie etwas änderst, wirst du nie wirklich Ruhe haben.

Daniel: Es könnte höchstens immer schlimmer und schlimmer werden.

Andrea: Wenn ich erneut in Depressionen fiele, würde ich sofort wieder dieselbe Behandlung durchführen. Egal, ob ich in eine psychiatrische Klinik gehen müsste. Denn Depression ist eine Krankheit wie jede andere auch. Das musste ich akzeptieren.

Wieder zuhause

Wie ging es nach dem Anschlussprogramm weiter?

Andrea: Ich kam nachhause und es ging mir gut. Aber ich hatte Angst, dass mir wieder alles zuviel werden würde. Da begann ich, abends einen Plan für den nächsten Tag zu machen, zum Beispiel: Wäsche waschen und einkaufen. Es war auch egal, wenn ich nicht alles erledigte. Aber ich versuchte, eine Struktur in meinen Alltag zu bringen. Das Wichtigste war, wie es mir und meiner Familie ging. Das Putzen war zweitrangig, zudem hatte ich nun eine Haushalthilfe, wozu man mir geraten hatte. Zuerst war ich dagegen, aber danach konnte ich gut damit umgehen. Sie wurde ja dafür bezahlt, das war ihr Job. Und mein Job war es, für mich selber zu sorgen. Ich war nun fähig, mit meinem Kind den Alltag zu gestalten. Mein Mann ging zur Arbeit. Ich hatte weiterhin jede Woche Psychotherapie, mit der Zeit brauchte ich sie dann nur noch alle zwei oder drei Monate. Dann kümmerte ich mich um die Adresse einer Selbsthilfegruppe, bei der ich nun seit vier Jahren dabei bin. Dort geht es wirklich ausschliesslich ums Thema Depressionen. Jeder versteht den andern, weil er das persönlich erlebt hat. Andere können zwar versuchen, sich hineinzuversetzen. Aber nur wer es am eigenen Leib gespürt hat, weiss, was Depressionen bedeuten.

Was hat sich noch verändert?

Andrea: Ich mache seit vier Jahren Yoga. Im Schützen hat man mir dazu geraten, etwas Körperliches zu tun. Damit ich in mich gehen kann und mir Zeit für mich nehme. Ich versuchte es und war positiv überrascht. Seither besuche ich den Kurs regelmässig. Diese Stunde ist so etwas wie ein «Rendezvous mit mir selber». Da tanke ich unheimlich viel Energie, welche Körper und Geist vereint.

Angenommen, jetzt kommt ein Problem an Sie heran. Wie können Sie sich schützen, damit Sie nicht zu sehr belastet werden?

Andrea: Ich versuche, die Sache nicht so nah an mich heranzulassen. Ich will mich von solchen Dingen nicht mehr auffressen lassen. Früher ging mir alles extrem nahe, aber heute geht es viel besser, weil ich die Dinge anders betrachte und dank Yoga gelernt habe, mich abzugrenzen.

Können Sie mir genauer beschreiben, wie Sie das machen? Das klingt so einfach …

Andrea: Zuerst versuche ich, das Problem ganz ruhig zu überdenken. Ich setze mich für einen Moment hin und trinke dazu eine Tasse Kaffee. Früher war ich sofort total aufgewühlt und besorgt, aber heute kann ich einfach bei mir selber bleiben. Auch wenn mir zum Beispiel die Nachbarin erzählt, dass sich ihr Partner von ihr getrennt hat, und sie ganz aufgelöst zu mir kommt. Ich höre mir einfach zuerst einmal an, was passiert ist, bleibe aber mit den Gefühlen bei mir selber. Damals war ich gefühlsmässig immer stark beteiligt. Jetzt spüre ich viel schneller, wenn ich keine Kraft mehr habe. Ich kann also bereits reagieren, bevor es zu einer Überforderung kommt und habe gelernt, mir mehr Ruhe zu gönnen. Das ist mir heute ein Bedürfnis.

Eine solche Veränderung kann man sich wohl nicht einfach mit einer Liste von Tipps aneignen, sondern muss sie erlernen?

Andrea: Ja genau, das habe ich in der Psychotherapie gelernt. Und das Yoga hat mich dabei unterstützt. Ich bekomme dadurch eine innere Ruhe und Zufriedenheit. Seit vier Jahren spüre ich diese tagtäglich, weil ich regelmässig trainiere. Dadurch kann ich heute so sein wie ich bin.

Depression im Gips

Was können Sie zum Thema «Unsichtbare Krankheit» sagen?

Andrea: Für manche Kolleginnen, die mich längere Zeit nicht gesehen hatten, war meine Krankheit wohl schwierig. Sie wussten nicht, wie sie damit umgehen sollten. Man sieht es einem ja nicht an. Oft wünschte ich mir, ich hätte ein Bein im Gips oder so. Die Kolleginnen hatten keine Ahnung, weshalb und wie lange ich schon in diesem Zustand war, obwohl sie gemerkt hatten, dass etwas nicht stimmte. Ich sprach ja nur wenig oder mit ganz leiser Stimme. Sogar meine eigene Stimme kam mir fremd vor. Ich hatte mich von allen zurückgezogen.
Daniel: Die andern sahen bloss, dass sie ein bisschen traurig war und dasass ohne viel zu sprechen.

Was empfehlen Sie den Angehörigen? Soll man einfach präsent sein?

Andrea: Einfach da zu sein ist gut.
Daniel: Ja genau, anwesend sein und dem Betroffenen sagen: «Hör zu, wenn irgendetwas ist, worüber du reden möchtest oder wenn du etwas benötigst – ich bin für dich da.» Man sollte die Person nicht in lange Gespräche verwickeln.
Andrea: Bohren und stürmen finde ich nicht gut. Aber es hilft, wenn

jemand da ist. Das Problem lösen kann man so natürlich nicht, aber es ist eine wichtige Unterstützung.

Der kleine Junge der Nachbarin (Andrea teilt sich das Kinderhüten mit ihr) ist von seinem Nachmittagsschlaf aufgewacht und tappt mit müdem, aber neugierigem Gesichtsausdruck an unseren Tisch. Das Wohnzimmer mit der offenen Küche zeugt davon, dass sich Gross und Klein hier wohl fühlen, es ist gemütlich eingerichtet. Der Tisch ist liebevoll mit Gebäck und Kerzen gedeckt. Der Kleine setzt sich zufrieden auf Andreas Schoss, und wir können unser Gespräch fortsetzen ...

Zu welchem Zeitpunkt sollte man fachliche Hilfe holen, wenn man depressiv ist?

Andrea: So früh wie möglich.

Sehr viele Menschen leiden unter depressiven Verstimmungen, welche aber nach einigen Tagen von selber wieder abklingen. Woran merkt man, dass man doch Hilfe braucht?

Daniel: Das ist bei diesem Krankheitsbild schwer zu sagen, da jeder Mensch anders reagiert. Man kann da nicht pauschalisieren.
Andrea: Wenn sich Schlafstörungen, Appetitlosigkeit und Gewichtsverlust manifestieren und sich die Person zurückzieht und isoliert, dann ist das schon die höchste Alarmstufe. Ich habe selber auch zu lange gewartet. Innere Unruhe und Herzklopfen sind klare Zeichen, die man ernst nehmen sollte. Wenn die normalen Bedürfnisse nicht mehr da sind, muss man reagieren. Die grösste Gefahr ist die, dass man meint, man schaffe es alleine. Man sollte unbedingt versuchen, sich seiner Umwelt mitzuteilen und auch mit dem Arzt darüber zu reden.

Die Zukunft hat begonnen

Andrea: Ich kann heute besser mit meinem Energiehaushalt umgehen. Von Zeit zu Zeit verbringe ich einfach einen Tag mit mir alleine, ohne ein schlechtes Gewissen zu haben, weil ich dabei gut auftanken kann. Früher hätte ich so etwas nicht fertiggebracht. Ich realisierte damals nicht, dass es im Leben nicht nur um Arbeit und Pflichterfüllung geht. Heute kann ich Prioritäten setzen. Denn es geht wirklich um ganz andere Dinge, wie Familie, Zufriedenheit und Gesundheit, und darum, den Moment geniessen zu können. Wir nehmen uns bewusst mehr Zeit für uns und haben offene Ohren für andere Menschen. Weil wir nämlich wissen, was es bedeutet, wenn es einem schlecht geht. Eine solche Krankheit bringt ja nicht nur Negatives. Nach diesen vier Jahren kann ich sagen, dass es für mich ein Neuanfang war. Ich bin seither absolut stabil und habe keinen einzigen Rückfall erlitten. Mein Leben ist bedeutend reicher – an Glück und an Gefühlen. Ich kann alles viel mehr schätzen.

Sie klingen sehr motiviert. Hatten Sie denn vorher jemals eine solche Lebensphase, in der es Ihnen so gut ging?

Andrea: Nein, so gut ging es mir nie. Es ist schwierig zu beschreiben. Mein Leben ist um einiges intensiver und bewusster. Vielleicht bin ich nicht mehr so schnell und nicht mehr so belastbar wie früher. Aber das, was ich mache, möchte ich bewusst tun.

Wie erlebten Sie als Partner die erste Zeit nach Andreas Entlassung?

Daniel: Die erste Zeit war etwas ungewiss. Ich wusste nicht, was auf uns zukam. Ich befürchtete, dass sie durch ihre Veränderung vielleicht mich und das Kind nicht mehr haben wollte. Es hätte ja sein können, dass sie etwas ganz anderes hätte leben wollen. Wie sollte es in unserer Paarbeziehung weitergehen? Nach dieser langen Zeit stand die Frage im Raum, welche Gefühle noch vorhanden waren. Das war hart für mich. Zudem musste ich mich in jener Zeit beruflich umschulen lassen, da ich durch meine Fussverletzung meinen früheren Beruf nicht mehr ausüben konnte. Als ich arbeiten ging und sie wieder ganztags zuhause war, fragte ich mich, was ich wohl zuhause antreffen und welche Stimmung vorherrschen würde. Ich war aber froh zu sehen, dass es wieder bergauf ging. Wir fingen an, ganz anders zu leben.

Andrea: Es war ein gegenseitiges Abtasten, auch in Bezug auf den Kleinen. Alle hatten sich ein klein wenig verändert.

Daniel: Man kann sagen, dass wir rund ein halbes Jahr nebeneinander her gelebt hatten und danach durch deine Klinikaufenthalte noch für drei Monate getrennt waren.

Andrea: Wir haben dieses Abtasten positiv erlebt. Es war gut, dass wir anfingen, über alles miteinander zu sprechen. Wir nahmen uns viel Zeit füreinander. Obwohl es blöd klingen mag, hat das Ganze vielleicht einen Sinn gehabt. Eine solche Krankheit kann durchaus eine Chance bedeuten. Ich habe dadurch eine Lebensqualität gewonnen, die ich vorher nie gekannt habe. Heute habe ich alles, was ich mir gewünscht habe: eine kleine Familie, viele Bekannte, meine Tiere, einen Teilzeitjob. Es bedeutet mir unglaublich viel, zwei Tage pro Woche berufstätig zu sein. Ich arbeite seit bald einem Jahr als Betagten-Betreuerin in einem Altersheim. Ich kann den Leuten viel geben und erhalte von ihnen viel Gutes zurück. Diese Arbeit macht für mich Sinn und gibt mir eine tiefe Zufriedenheit. Und wir zwei als Paar wurden stark zusammengeschweisst und verbunden. Zu unserem Sohn verbindet uns ein wahnsinnig inniges Verhältnis – trotz dem schwierigen Start, den wir hatten, oder vielleicht gerade deshalb … Im Endeffekt haben wir nur gewonnen – wobei es seinen Preis hatte. Es kostete viel Leiden, Zeit und Arbeit an uns selber. Wir sind daran gewachsen.

Benjamin kehrt vom Kindergarten zurück und ruft ein lautes «Hallo» durch die Wohnung. Er stürmt auf seine Eltern zu, und Andrea schliesst ihn herzlich in die Arme.

Angsterkrankungen – die Fakten

Was sind krankhafte Ängste und deren Symptome?

Den weitaus grössten Teil der Erkrankungen bilden spezifische Phobien sowie Panikstörung und Agoraphobie.

Unter einer Phobie versteht man die zwanghafte Angst vor Objekten (zum Beispiel Tieren) oder bestimmten Situationen (zum Beispiel Lift, Höhe). Betroffene sind sich bewusst, dass die Angst eigentlich unbegründet ist.

Unter einer Panikattacke versteht man einen Zustand intensiver Angst und des Unbehagens, der mindestens einige Minuten andauert. Dabei müssen mindestens vier Symptome der folgenden Liste vorhanden sein, wobei eines davon aus der Gruppe der vegetativen Merkmale stammen muss.

Vegetative Symptome:
- verstärkter und beschleunigter Puls
- Schweissausbruch
- feines oder starkes Zittern
- Mundtrockenheit
Symptome betreffend Brust und Bauch:
- Atembeschwerden
- Beklemmungsgefühl
- Schmerzen und Missempfindungen im Brustbereich
- Übelkeit oder Missempfindungen im Bauchbereich
Psychische Symptome:
- Gefühl von Schwindel, Unsicherheit, Schwäche oder Benommenheit
- Gefühl, die Objekte seien unwirklich (Derealisation) oder man selbst sei weit entfernt oder nicht wirklich hier (Depersonalisation)
- Angst vor Kontrollverlust, verrückt zu werden oder «auszuflippen»
- Todesangst
Allgemeine Symptome:
- Hitzegefühle oder Kälteschauer
- Gefühllosigkeit oder Kribbelgefühle

Eine Agoraphobie wird dann diagnostiziert, wenn folgende Punkte zutreffen:

a) deutliche und anhaltende Furcht vor mindestens zwei der folgenden Situationen:

- Menschenmengen
- alleine Reisen
- öffentliche Plätze
- Reisen, mit weiterer Entfernung von zuhause

b) Auftreten von zwei Panikattacken-Symptomen gleichzeitig (1 von vegetativer Gruppe).

c) Es besteht die Einsicht, dass das Verhalten übertrieben und unvernünftig ist. Starke Belastung durch Vermeidungsverhalten und/oder Symptome.

d) Symptome beziehen sich (fast) nur auf gefürchtete Situationen oder Gedanken.

e) Die Angstsymptome dürfen nicht durch andere Krankheitsbilder ausgelöst werden.

Der Begriff «Agoraphobie» fasst alle Situationen zusammen, welche die Betroffenen vermeiden bzw. fürchten. Agoraphobie bezeichnet also nicht nur die Angst vor grossen, offenen Marktplätzen, wie es der griechische Begriff «agora» nahe legen mag. Betroffene bezeichnen Agoraphobie oft auch als die «Angst vor der Angst».

Ursachen

Gemäss neusten wissenschaftlichen Studienergebnissen scheint bei Angsterkrankungen ein fehlerhaftes Stressregulationssystem und/oder ein Defekt im Gehirnstoffwechsel vorzuliegen. Bei Phobien sind die Ursachen oft konkrete negative Erfahrungen mit angstauslösenden Objekten und Situationen und/oder damit verbundenen bedrohlichen Assoziationen.

Häufigkeit

In den westlichen Industrieländern leiden etwa 15 Prozent aller Erwachsenen unter krankhaften, behandlungsbedürftigen Ängsten.

Frauen sind häufiger betroffen als Männer. Die Störung beginnt meist in der späteren Jugend oder im frühen Erwachsenenalter und neigt – wenn unbehandelt – dazu, chronisch zu werden.

Auswirkungen

Angsterkrankungen führen Betroffene in ein typisches Vermeidungsverhalten, das ihre Lebensqualität mehr und mehr einschränkt. Viele sind nicht mehr in der Lage, ihre eigene Wohnung zu verlassen. Sie ziehen sich zurück und werden von der Hilfe anderer abhängig. Mit der Zeit nehmen die sozialen Kontakte ab, und die Ausübung eines Berufes ist in Frage gestellt. Die Betroffenen schämen und isolieren sich zusehends und sind gefährdet, alkohol- oder tablettensüchtig zu werden. Menschen, die unter Ängsten leiden, haben oft ein vermindertes Selbstwertgefühl und neigen zu depressiven Verstimmungen.

Behandlung

Agoraphobie und Panikstörungen können medikamentös und/oder psychotherapeutisch behandelt werden. Bei situativen Phobien ist die Konfrontations- oder Verhaltenstherapie besonders empfehlenswert. Von Fachleuten werden Antidepressiva der neueren Generation, sogenannte SSRI (Serotonin-Wiederaufnahmehemmer) empfohlen. Beruhigungsmittel sollten wegen dem hohen Suchtrisiko nur vorübergehend oder in besonderen Situationen (zum Beispiel Zahnarztbesuch) eingenommen werden.

Komplementäre Heilmethoden

Entspannungstraining (Autogenes Training, Yoga, Progressive Muskelrelaxation nach Jacobson usw.) hilft manchen Betroffenen, mehr Ruhe und Gelassenheit zu erleben und so den gefürchteten Situationen besser zu begegnen. Biofeedback hat sich in manchen Fällen als wirksam erwiesen.

Wie gehe ich am besten mit meiner Angst um?

Angstbetroffene sollten so rasch als möglich professionelle Hilfe in Anspruch nehmen und den Hausarzt informieren. Eine Heilung ist umso wahrscheinlicher, je früher die Störung erkannt und behandelt wird. Schweizer Universitätsspitäler bieten sogenannte Angstsprechstunden für umfassende Aufklärung und Hilfe an. Eine Orientierung der nächsten Bekannten und Verwandten sowie eventuell des Arbeitgebers ist förderlich, um die psychische Belastung zu verringern. Zu seiner Erkrankung zu stehen, ist der erste Schritt zur Besserung.

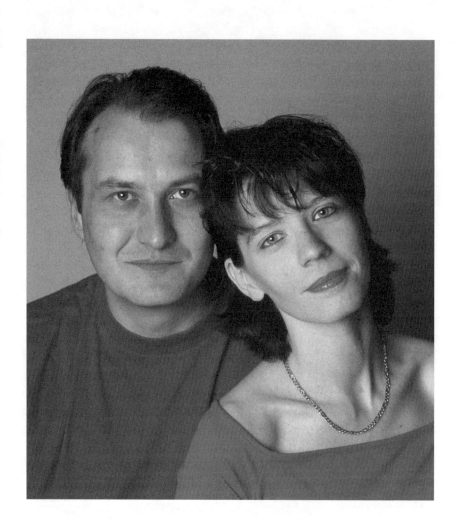

Pierrette und Dieter: «Es ist uns nicht möglich, zusammen ins Kino zu gehen»

Die zierliche Pierrette ist ein Energiebündel, das seit fünfzehn Jahren in seinen Ängsten gefangen ist. Zusammen mit ihren beiden Söhnen Raphael und Ricco aus erster Ehe und dem 3-jährigen Tobias lebt sie mit ihrem Mann Dieter in einer Wohngemeinschaft inmitten eines kleinen Dorfes. Damit das Familienleben funktioniert, helfen alle Familienmitglieder und das Kindermädchen mit. Ängste und Panikattacken sind in diesem Hause kein Tabuthema, sondern werden so gut wie möglich akzeptiert. Dennoch arbeitet Pierrette in kleinen Schritten auf ihr Ziel hin: den Wiedereinstieg in einen richtigen Job.

Können Sie mir erzählen, wie es mit Ihrer Angsterkrankung angefangen hat?

Pierrette: Im Alter von 18 Jahren – ich war gerade von zuhause ausgezogen – erlitt ich eines Tages während einer Fahrt im Bus einen Kreislaufkollaps. Als ich mittags wiederum in den Bus stieg, kamen die Gefühle, die ich kurz vor dem Kreislaufzusammenbruch empfunden hatte, wieder auf. Deshalb stieg ich bei der nächsten Haltestelle gleich wieder aus. So ging das wochenlang weiter, bis ich einen Arzt aufsuchte. Er behandelte mich in Bezug auf den Kreislaufkollaps. Als das nichts brachte, verordnete er mir eine Schlafkur. Abends musste ich mit Schlaftabletten ins Bett, sodass ich schon um 20 Uhr einschlafen konnte. Das hat leider auch nichts genützt. Dann diagnostizierte man eine «Jugend-Depression». Ich musste jede Woche zu einer Jugendpsychiaterin gehen, um ihr zu erzählen, wie es mir ging. Zusätzlich bekam ich Psychopharmaka, die mich allerdings bloss müde machten. Zu diesem Zeitpunkt konnte ich ausschliesslich mit dem Taxi zur Arbeit und wieder nachhause fahren. Mit dem Lohn einer Verkäuferin ist das nicht so einfach zu finanzieren, und ich fing an, Schulden zu machen. Nach und nach kamen meine Angstgefühle sogar während der Arbeit auf. Plötzlich war ich auch nicht mehr in der Lage, in der Mittagspause

auf Shoppingtour zu gehen, was ich vorher immer sehr gerne gemacht hatte.

Können Sie diese Gefühle näher umschreiben?

Pierrette: Es war hauptsächlich das Gefühl, im nächsten Moment
ohnmächtig zu werden. Andere Menschen nahm ich akustisch nur
noch von weiter Ferne wahr. Ich hatte einen trockenen Mund, zitter-
te und hatte Schweissausbrüche. Das begann jedes Mal auf dieselbe
Art. Ich dachte immer, dass ich gleich wieder einen Kreislaufzusammenbruch erleiden würde. Es war jedoch nie davon die Rede, dass es
sich dabei um Ängste handeln könnte.

Sie sagten, dass Sie diese Symptome auch während der Arbeit hatten?

Pierrette: Ich war damals Schuhverkäuferin in einem bekannten
Schweizer Schuhgeschäft. Immer häufiger musste ich während des
Bedienens von einer Arbeitskollegin abgelöst werden. Es waren
schreckliche Momente, in denen ich nach hinten ins Lager flüchtete.
Mir war bald klar, dass ich meinen Beruf auf diese Weise nicht mehr
ausüben konnte und suchte mir einen Bürojob. Auch dort tauchten
die Symptome auf, aber es war irgendwie machbar, jedenfalls bekam
ich danach ein sehr gutes Zeugnis.

Haben Sie mit Ihrem Arbeitgeber über Ihre Probleme gesprochen?

Pierrette: Nein, ich traute mich nicht offen zu sein, weil ich fürchtete, den Job zu verlieren. Ich wollte nicht als diejenige abgestempelt
werden, die völlig spinnt.

Wie ging es danach weiter?

Pierrette: Ich bekam mein erstes Kind mit 21 Jahren. Während der
Schwangerschaft ging es mir ausgezeichnet. Mit dem dicken Bauch
war ich mir sicher, dass kein Mensch komisch reagieren würde, wenn
ich plötzlich einen Schwächeanfall kriegte. In dieser Zeit tauchten

diese Symptome fast gar nicht auf. Sobald aber das Kind geboren war, kamen sie alle zurück. Das war wie ein Schlag für mich. Es ging soweit, dass ich das Haus nicht mehr verlassen konnte, nicht einmal, um den Briefkasten zu leeren. Zu dieser Zeit sind mein Mann und ich in die Ostschweiz umgezogen und haben dort einen Hotelbetrieb übernommen. Ich führte fast ausschliesslich Tätigkeiten aus, die im Hintergrund abliefen. Ich putzte die Hotelzimmer, erledigte die Lingerie und das Administrative. Es lief alles gut, bis ich merkte, dass mein Mann alkoholsüchtig war. Durch seine suchtbedingten Absenzen musste ich plötzlich Repräsentationspflichten übernehmen. Das war für mich der grösste Horror. Ich war dauernd von dem Gefühl geplagt, im nächsten Moment bewusstlos umzukippen. Ich musste mich immer überwinden, vor die Gäste zu treten.

War Ihnen denn bewusst, wovor genau Sie Angst hatten?

Pierrette: Nein, ich wusste ja gar nicht, dass es sich um Ängste handelte. Ich fürchtete mich einfach vor «dem Gefühl», wie ich es nannte. Ich war sicher, der einzige Mensch auf der Welt zu sein, der darunter leidet. Im Hotel kam dann eines Morgens ein ganzer Reisebus voller Gäste an, die ich bedienen musste. An jenem Nachmittag – ich war schwanger mit meinem zweiten Kind – kam es zu Blutungen und Schmerzen im Bauch. Mein Mann rief beim Arzt an, welcher anordnete, mich sofort ins Spital zu bringen. Ich konnte aber mit meinen Ängsten unmöglich ein Spital betreten.

Während unseres Gesprächs betreten Raphael und Ricco die grosse Wohnküche und sprechen im Flüsterton zu ihrer Mutter. Sie stellt mich ihren Söhnen vor, worauf ich neugierig betrachtet werde. «Ihr könnt euch einfach hinsetzen und auch etwas zum Ganzen sagen, wenn ihr Lust dazu habt» ist Pierrettes Aufforderung an ihre Kinder. Es ist ganz klar, dass das Thema «Ängste» wie selbstverständlich zum Familienleben gehört.

Pierrette: Mein Mann erklärte darauf unserem Arzt, dass ich zwar zu ihm in die Praxis, aber auf keinen Fall ins Spital gehen könnte. Das machten wir dann auch so. Der Arzt versuchte irgendwie zu verstehen, unter welchen Gefühlen ich litt. Aber er konnte trotzdem nicht nachvollziehen, weshalb ich als werdende Mutter nicht alles Mögliche zur Sicherheit meines Babys tat, sondern das Spital ablehnte. Auf alle Fälle entliess er mich mit den nötigen Hinweisen und Medikamenten nachhause. Zum Glück ging es mit der Schwangerschaft dann doch noch gut. Aber den Job im Hotelbetrieb mussten wir wegen der Alkoholprobleme meines Mannes bald aufgeben. Meine Ängste gerieten damals etwas in den Hintergrund, weil alle anderen Sorgen viel stärker waren. Die erneute Wohnungssuche war schwierig, sodass wir schliesslich bei einem Kollegen landeten. In dieser Zeit gebar ich meinen zweiten Sohn Ricco. Ich musste dafür ins Spital, was erstaunlicherweise gut ablief. Aber kaum war ich wieder zuhause, erlitt ich nochmals einen Zusammenbruch. Ich konnte weder arbeiten noch eine Ablenkung finden. Irgendwann zogen wir dann doch in eine eigene Wohnung. Dort steigerten sich meine Ängste insofern, dass ich bereits in Panik geriet, sobald mein Mann die Wohnung verliess und ich alleine war.

Wie muss ich mir einen solchen Panikanfall vorstellen?

Pierrette: Das ist schwer zu beschreiben. Ich konnte diese Gefühle nicht einmal damals in Worte fassen. Zu diesem Zeitpunkt arbeitete ich selbstständig, indem ich Kaffeerahmdeckel verkaufte. Als dieses Geschäft gut lief, brauchte ich meinen Mann als zweite Arbeitskraft. Er war hauptsächlich als Hausmann tätig, und ich kümmerte mich um die Firma. Wenn er aus dem Haus ging, musste er das Handy mitnehmen, damit ich ihn jederzeit erreichen konnte. Ich wartete mit der Uhr auf ihn: «Noch neun Minuten, noch acht Minuten …» Ich war auch immer im Zwiespalt, ob ich lieber auf ihn warten oder mit ihm zusammen einkaufen gehen solle. Oft fand ich, im Auto vor dem Laden zu warten sei immer noch weniger schlimm als alleine zuhause zu bleiben. Jahrelang war ich geplagt vom Gefühl, völlig durchzudrehen und nächstens in eine Klinik eingewiesen zu werden, wo ich für den Rest meines Lebens darben würde, ohne verstanden und geliebt zu werden.

«Angst ist die Angst vor der Angst und die Angst, mit der Angst leben zu müssen.» Diesen Satz hat Pierrette in ihrer schlimmsten Zeit geschrieben. Erst die Erkenntnis, dass sie unter einer Angsterkrankung leidet, hat ihr den Weg ermöglicht, den sie heute begeht, um aus der Angst vor der Angst herauszukommen.

Wie sah damals Ihr Tagesablauf aus?

Pierrette: Morgens blieb ich solange wie möglich im Bett. Ich wollte einfach den Tag nicht beginnen. Jedes Läuten an der Türe war schon zuviel für mich. Oder mit den Kindern auf dem Gartensitzplatz das Bassin aufzustellen und sie darin baden zu lassen – auch das war bereits zuviel für mich. Wenn nicht irgendjemand aus meinem engsten Bekanntenkreis bei mir war, habe ich solche Dinge gar nicht gemacht. Dann hiess es natürlich, ich sei eine schlechte Mutter. Wenn ich jedoch Besuch hatte, riss ich voll Freude die Fenster und Türen auf und genoss es, draussen zu sein. Kaum war ich alleine, schloss ich alles zu und liess die Rollladen herunter. Ich verbarrikadierte mich.

Wie ging es nach dem Aufstehen am Morgen weiter?

Pierrette: Irgendwann musste ich etwas essen. Aber ich hatte keine Lust zu kochen. Das musste alles mein Mann erledigen. Ich besorgte den Haushalt mehr schlecht als recht. In allem anderen liess ich mich völlig gehen. Am Mittag sass ich im Pyjama da und war weder geduscht noch gekämmt.

Womit beschäftigten Sie sich denn in dieser Zeit?

Pierrette: Ich ordnete und sortierte die Kaffeerahmdeckel. Das war meine Beschäftigung, welche ich tage- und nächtelang durchzog. Mein Mann war damals als Taxifahrer nachts unterwegs, was für mich sehr schlimm war. Entweder lenkten mich die Kaffeerahmdeckel ab, oder ich rief meine Freundin Dora an. Ich sass mit dem Telefonapparat zusammengekauert bei der Haustüre, welche ich aufgeschlossen hatte, damit man mich retten könnte, wenn ich ohnmächtig würde. Kurze Zeit später musste mein Mann ins Militär gehen. Ich war mir sicher, dass ich das nicht überleben würde. Ich war schon mit mir selber überfordert, wie sollte ich da für zwei kleine Kinder sorgen? Ich wollte mit meinem Leben Schluss machen. Da ich aber sehr verantwortungsbewusst war, klebte ich überall kleine Zettel hin mit den Hinweisen, was noch zu erledigen sei. Als mein Mann die vielen Klebezettel fand, realisierte er, dass etwas im Gange war. Er fragte mich direkt, was ich vorhätte. Ich sagte: «Mein einziges Ziel ist es, mein Leben zu beenden. Ich kann nicht mehr.» Darauf organisierte er einen Notfall-Psychiater, der jedoch auch nicht erkannte, was mit mir los war.

Ich finde das doch sehr erstaunlich ...

Pierrette: Ja, ich wurde sechs Jahre lang falsch diagnostiziert, denn ich litt gar nicht unter einer Jugenddepression. Der Psychiater merkte, dass ich völlig am Ende war und wollte mich zur Kur schicken. Das kam natürlich nicht in Frage, weil mich dort meine Ängste übermannt hätten.

Wie überstanden Sie den Militärdienst Ihres Mannes?

Pierrette: Man hatte die Spitex eingeschaltet. Während drei Wochen hielt sich tagsüber eine Pflegerin bei mir auf. Bevor sie abends die Wohnung verliess, musste erst meine Freundin eingetroffen sein, damit ich keine Minute alleine war. So habe ich die drei Wochen gut überstanden.

Pendeln zwischen Stärke und Schwäche

Wie reagierte Ihr damaliger Mann auf Ihr Verhalten?

Pierrette: Er zeigte sehr viel Verständnis, ertränkte aber seine Probleme im Alkohol. Ich war eigentlich eine starke Frau: Ich führte unser Familienleben an und leitete die Firma. Diese unheimlich starke Frau litt aber unter solchen Ängsten, dass sie sich innerhalb kürzester Zeit in ein kleines Baby verwandeln konnte. Mein Mann versuchte immer mir zu helfen. Aber wenn wir für abends etwas geplant hatten, streikte ich mit grösster Sicherheit fünf Minuten vorher, so dass wir nicht ausgehen konnten. Das wusste er.

Wurde er nicht wütend?

Pierrette: Nein, er ging dann einfach ohne mich aus. Sein Verhalten half mir aber nicht wirklich. Ich weiss nicht, ob es genützt hätte, aber es wäre wohl besser gewesen, wenn er mich intensiver aufgefordert hätte, mitzugehen.

Wie haben die anderen Menschen aus Ihrem sozialen Umfeld reagiert?

Pierrette: Die einzige, die von Anfang an versucht hat, mich zu verstehen, war meine älteste Schwester. Meine Mutter fand immer, ich sollte mich zusammenreissen. Auf eine vorwurfsvolle Art und Weise, die ich nicht annehmen konnte. Sie erwartete einfach zuviel auf einmal. Wegen dem hohen Druck habe ich mich immer mehr zurückgezogen. Meine Mutter begriff erst, was ich hatte, als sie einem fremden Menschen begegnete, der ihr von seinen Ängsten erzählte. Von diesem Tag an war meine Krankheit auch in meiner eigenen Familie akzeptiert.

Und wie reagierten Ihre Freundinnen auf Ihre Veränderung?

Pierrette: Meine beste Freundin Dora versuchte immer, mich so zu nehmen, wie ich war. Wir arbeiteten in derselben Firma. Wenn ich eine akute Krise erlitt, brachte sie mir eine Cola und sorgte dafür, dass es mir wieder besser ging. Problematisch wurde es erst später, als ich mit meinem ersten Mann viele Auseinandersetzungen hatte, in denen wir auch handgreiflich wurden. Ich rief sie an und sagte: «Dora, du musst mich holen.» Als sie mich tatsächlich abholen wollte, ängstigte ich mich so sehr davor, dass ich in ihrer Wohnung tagsüber alleine sein würde, dass ich sie wieder nachhause schickte. Unsere

Freundschaft litt enorm unter diesen Vorfällen. Durch meine Ängste zog ich mich immer mehr zurück und verlor wichtige Beziehungen.

Wendepunkte

Wann wurde Ihnen klar, dass Sie unter Ängsten litten?

Pierrette: 1994 stiess ich per Zufall auf einen kleinen Artikel in der Zeitung. Darin waren alle Symptome beschrieben, unter denen ich litt. Der Artikel warb für die Gründung einer Angst-Selbsthilfegruppe. Zum ersten Mal erkannte ich, dass es sich um eine Krankheit handelte, die es wirklich gab. Ich war also nicht die Einzige und auch nicht geistesgestört. Ich ging mit Lampenfieber zu meinem ersten Treffen in der Selbsthilfegruppe. Ich sass dort wie ein Häufchen Elend, wollte aber unbedingt dabei sein. Als ich die Geschichten der anderen Betroffenen hörte, wurde mir klar, dass sie alle dasselbe durchmachten wie ich. Von diesem Moment an wusste ich, wogegen ich kämpfen musste. Ich kaufte Fachbücher und gründete 1995 eine eigene Selbsthilfegruppe. Danach fing ich an, in den Medien über diese Erkrankung zu reden.

Waren Sie denn plötzlich fähig, nach aussen zu treten?

Pierrette: Ja, das war möglich, sobald ich einen Namen für mein Problem hatte. Ich wusste nun, dass es eine anerkannte Krankheit war und wandte mich mit dem Thema an die Öffentlichkeit.

Die richtige Diagnose war ein Wendepunkt in Ihrem Leben?

Pierrette: Ja, das war der Wendepunkt. Von da an versuchte ich verschiedene Therapieformen aus, die ich durch die Selbsthilfegruppe kennen gelernt hatte. Für die Behandlung von Ängsten ist die Verhaltenstherapie bekannt. Aber mir half sie nicht.

Weshalb?

Pierrette: Wenn ich Angst vor Spinnen habe, ist die Konfrontations- oder Verhaltenstherapie bestimmt das Richtige. Dort lerne ich durch die Berührung der Spinne, dass diese nicht gefährlich ist. Wenn ich aber – wie in meinem Fall – auf die Strasse trete und aus heiterem Himmel in Panik gerate, kann ich doch nicht lernen, dass diese Angst nicht kommt. Bei einer Phobie, also einer Angst gegenüber einer ganz bestimmten Situation oder einem Objekt, hilft die Verhaltenstherapie aber langfristig am besten.

Sie leiden jedoch hauptsächlich unter so genannten Panikattacken?

Pierrette: Ja, das sind Panikattacken oder Panikstörungen. Das ist etwas anderes als eine Phobie und wird leider in der Öffentlichkeit meist in denselben Topf geworfen. Die Begriffe sind nicht gut voneinander getrennt. Es gibt eine Platzangst, aber es gibt auch eine «Angst vor der Angst». Beides wird Agoraphobie genannt. Es gibt Menschen, die Angst haben, in Panik auszubrechen, aber nie einen solchen Anfall erleiden. Daneben gibt es solche, die Angst davor haben und bei denen die Panik dann auch wirklich ausbricht, wie bei mir. Es gibt sehr viele verschiedene Formen von Ängsten. Deshalb gibt es keine Therapie, die für alle passt.

Haben Sie eine Methode gefunden, die Ihnen half?

Pierrette: Ich versuchte diverse Methoden, aber wirklich geholfen hat lange nichts. Ich entschied mich schliesslich für Kinesiologie; diese hat mir ein grosses Stück Lebensqualität zurückgegeben. Medikamente lehnte ich von da an ab. 1994 setzte ich alle Antidepressiva ab, weil ich bereits medikamentensüchtig war und keine Besserung feststellen konnte. Ich entdeckte mit der Zeit, was mir persönlich am besten gegen meine Ängste hilft: die Öffentlichkeitsarbeit. Wenn ich anderen Betroffenen mit Rat und Tat zur Seite stehen kann, wird mir bewusst, dass andere Menschen noch viel stärker leiden als ich. Ich organisierte Selbsthilfegruppen, trat im Fernsehen und in Zeitschriften auf. Dadurch musste ich mich hundertprozentig mit der Sache auseinandersetzen.

Dieter: Dein Leben hat sich damals sehr verändert.

Pierrette: Ja, im Jahr 1995 trennte ich mich schliesslich von meinem ersten Mann. Ein Jahr später lernte ich Dieter kennen. Als die Scheidung vorbei war, als ich einen Schlussstrich gezogen hatte und wir gemeinsam in diese Wohnung zügelten, fühlte ich mich deutlich besser.

«Mama!», ruft der Kleinste der Familie, Tobias, in die Küche. Gut eingepackt ist er gerade von draussen hereingekommen. Sein Kindermädchen war mit ihm spielen und versucht nun, ihn von uns abzulenken, damit unser Gespräch nicht gestört wird. Das ist jedoch ein ziemlich erfolgloses Unterfangen, da der Kleine bei Mami und Papi bleiben will.

Kann es sein, dass Sie dadurch eine Besserung erfuhren, dass Sie jenen Lebensabschnitt hinter sich lassen konnten?

Pierrette: Ja. Ich glaube, dass ich dadurch gewachsen bin. Am heutigen Wohnort fühle ich mich so wohl wie schon sehr lange nicht mehr. In der Gemeinde kennt man meine Probleme. Ich muss mich nicht verstecken, das ist sehr hilfreich. Es geht mir hier so gut, dass ich eines Tages sogar alleine in den Dorfladen einkaufen ging.

Dieter: Du hast mich ins Geschäft angerufen, um mir dein Erfolgserlebnis mitzuteilen.

Drinnen und draussen

Dieter: Ich möchte aber noch etwas ansprechen, das weiter zurückliegt. Du wurdest fürs Fernsehen während einer Zugfahrt gefilmt.

Pierrette: Das war noch im Jahre 1995. Da wurde im Schweizer Fernsehen ein Beitrag zum Thema Ängste ausgestrahlt.

Dieter: Ich schaute mir diese Sendung zufälligerweise an. Eigentlich interessierte sie mich nicht einmal so sehr, weil ich sowieso dachte, die hätten alle einen psychischen Knacks und seien nicht normal.

Wie war das denn für Sie, als Sie Pierrette kennen lernten?

Dieter: An und für sich war es kein Problem für mich. Wir schlossen auf unkonventionelle Art und Weise Bekanntschaft. Eines Tages kaufte ich eine Zeitung, schaute mir die Kontaktanzeigen an und fand die ihre originell. So kam es, dass wir miteinander telefonierten.

Pierrette: Eine Kontaktanzeige ist die einzige Möglichkeit für Angstbetroffene, einen Mann kennen zu lernen.

Dieter: Dieses Telefongespräch war das längste meines Lebens, es dauerte dreieinhalb Stunden. Ich fasste schnell Vertrauen in Pierrette und erzählte ihr sehr viel von mir. Sie vertraute mir natürlich ebenso viel aus ihrem Leben und von ihren Ängsten an.

Pierrette: Damals realisierten wir, dass er mich aus dieser TV-Sendung mit der Zugfahrt kannte.

Dieter: Auch als wir uns dann trafen, waren ihre Ängste für mich kein Problem. Ich wollte vor allem Pierrette als Menschen kennen lernen und nicht unbedingt die Krankheit. Das war meine Grundhaltung.

Wo haben Sie sich denn das erste Mal getroffen?

Pierrette: Das war bei mir zuhause, ich konnte ja die Wohnung nicht verlassen.

Kam denn nie das Bedürfnis auf, mit Pierrette auswärts etwas zu unternehmen?

Dieter: Der Wunsch war damals und ist es auch heute noch da. Ich muss sagen, das ist ein Punkt, der mich immer wieder frustriert. Zusammen mal ins Kino oder gemeinsam im Restaurant essen zu gehen, ist nicht möglich. Manchmal frage ich mich, ob ich nicht einfach zu ihr sagen sollte: «Wir gehen heute Abend ins Kino, für die Kinder ist jemand organisiert – basta!» ...

Pierrette: ... und mich so vor vollendete Tatsachen stellst. Aber diese Initiative fehlt dir.

Würden Sie denn mitgehen?

Pierrette: Ich denke, dass ich mitgehen würde, ja.
Dieter: Das habe ich schon mal versucht, aber ohne Erfolg. Ich verstehe nicht, was am gemeinsamen Ausgehen so schlimm ist.
Pierrette: Es muss schon eine Gruppe mir vertrauter Menschen um mich herum sein. Mit zehn Kollegen zusammen könnte ich ohne weiteres auswärts essen gehen.
Dieter: Ich möchte aber mit dir alleine ausgehen können. In den drei Jahren, in denen wir uns kennen, war es ein einziges Mal möglich, in einem Gartenrestaurant mit dir alleine ein Eis zu essen.

Das war aber doch ein Erfolgserlebnis?

Pierrette: Ja, das war ein guter Moment. Aber wenn ich im Restaurant sitze und plötzlich eine Panikattacke bekomme, muss ich das Lokal sofort verlassen können, und zwar in Begleitung. Und das wiederum geht nicht, weil Dieter noch die Rechnung bezahlen muss.
Dieter: Mir geht es darum, mit meiner Frau einmal alleine essen zu gehen. Ich bin überzeugt, dass es klappen würde. Für Pierrette sind Situationen schlimm, in die sie sich im Voraus schon hineinsteigern kann. Spontane Aktionen klappen besser, weil sie sich darauf nicht vorbereiten kann.
Pierrette: Das stimmt. In spontanen Situationen staune ich selber über meinen Mut. Aber leider fällt das alles innerhalb kurzer Zeit wieder in sich zusammen, und dann verliere ich jedes Selbstvertrauen.
Dieter: Das heisst aber doch, dass es im Prinzip funktionieren würde. Man müsste den Teil im Gehirn, der diese Panikattacken auslöst, herausoperieren können. (Kurze Pause) Ich möchte mit dir zusammen nach Paris fliegen.
Pierrette: Es ist nicht das Fliegen, wovor ich mich fürchte. Es sind die vielen Menschen, die sich im Flughafen aufhalten. Das Problem ist, dass man mir nicht ansieht, dass ich krank bin. Wenn ich im Rollstuhl sässe, würden an jedem Flughafen der Welt meine Spezialwünsche berücksichtigt.

Wer im Rollstuhl sitzt, muss keine Erklärungen abgeben. Aber was brächte das in Ihrem Fall, wenn Sie auf diese Art den Flughafen betreten könnten?

Pierrette: Ich könnte im Eiltempo direkt zur Passkontrolle fahren und sofort ins Flugzeug steigen. Innerhalb von zwei Minuten wäre das Schlimmste überstanden.

Dann ist eine Menschenansammlung das Schlimmste für Sie?

Pierrette: Lärm und viele Leute sind ein Problem für mich. Ich habe keine Angst vor geschlossenen Räumen. Aber durch Geräusche, Menschen und viele neue Eindrücke – zum Beispiel beim Autofahren – werde ich total erschöpft.

Pierrette leidet selber unter dem Widerspruch, einerseits ihren Ängsten nachzugeben und sich andererseits der befürchteten Situation stellen zu wollen. Sie möchte aus lauter Angst zuhause bleiben und dennoch mit ihrem Mann ausgehen können. Ausser Haus fühlt sich Pierrette nur in ganz wenigen Situationen richtig wohl. Sie muss fast immer von einer vertrauten Person begleitet werden. Aber auch dann ist es ihr noch unmöglich, sich in grossen Menschenmengen aufzuhalten. Für Dieter ist das keine einfache Angelegenheit. Pierrette lässt sich von ihm nicht unter Druck setzen, hofft aber, dass er immer aufs Neue versucht, sie zu kleinen Schritten zu ermutigen. Immerhin sind kleine Fortschritte feststellbar: Nach unserm Gespräch wird Pierrette zum Beispiel den Abend allein zuhause verbringen – und freut sich darauf, in aller Ruhe etwas Zeit für sich zu geniessen.

Familienerlebnisse

Wie beurteilen Sie den Zustand von Pierrette heute?

Dieter: Sie hat in den letzten anderthalb Jahren enorme Fortschritte gemacht. Das macht meiner Meinung nach die Distanz zu ihrem Ex-Mann aus.

Mich würden an dieser Stelle die Eindrücke der Kinder interessieren. Könnt ihr mir erzählen, wie das so ist, wenn eure Mami Angst hat und nicht mit euch hinausgehen kann?

Raphael: Sie kann schon mit uns mitgehen, aber nicht sehr weit weg.

Gibt es Orte, an die ihr gerne mit ihr hingehen würdet?

Raphael: Ja, einmal ruhig und vernünftig in den Zoo gehen. Einmal sind wir in den Zoo gegangen. Aber nach fünf Minuten mussten wir schon wieder zum Auto zurückkehren. Und dabei hatte es dort nur wenig Leute.

Wisst ihr denn, was mit dem Mami passiert und was es dann jeweils spürt?

Raphael: Angst. Ohnmacht oder so.
Ricco: Dann fällt sie um.

Ist sie denn schon einmal umgefallen?

Ricco: Nein.

Wie merkt ihr es dann? Sagt sie es euch?

Raphael: Das sehen wir ihr an. So, wie man es ihr ansieht, wenn sie deprimiert ist. Das ist etwa dasselbe.
Pierrette: Ein anderes Mal hatten wir vor, einen Dinosaurierpark zu besuchen. Als wir dort ankamen, hatte es unglaublich viele Leute. Wir standen im Kassenhäuschen, und ich merkte, dass ich das nicht schaffte. Ich ging wieder hinaus. Mein Mann ärgerte sich und fand, ich solle mich überwinden. Da kam Ricco zu uns und sagte: «Das ist doch egal, Mami, wenn du jetzt Angst hast. Dann machen wir halt etwas anderes.» Mir kamen fast die Tränen. Er hatte verstanden, dass es mir zwar nicht gut ging, wir aber deswegen nicht gleich wieder nachhause fahren mussten.

Ricco: Wir sind dann Burgen besichtigen gegangen.

Die zwei Jungen werden langsam etwas ungeduldig. Immerhin haben sie einige Zeit mit uns am Tisch verbracht und dem Gespräch zugehört. Ich bedanke mich für ihre wichtigen Bemerkungen. Sie sind offensichtlich froh, sich wieder ihren eigenen Interessen zuwenden zu können und verlassen eilig die Küche.

Gibt es Vorteile an Pierrettes Angsterkrankung?

Dieter: Ja, ich denke, Angstbetroffene sind absolute Organisationsgenies. Die managen ihren Alltag und müssen für viele Dinge eine Lösung finden. Vor allem als Familienfrau mit drei Kindern.
Pierrette: Deshalb haben wir ein Kindermädchen angestellt. Zum Kinderarzt geht Dieter mit. Er erledigt auch die grossen Einkäufe. Mein Mann muss alles erledigen, was ausserhalb der Wohnung passiert. Er hat fast keine Freizeit und muss immer funktionieren.

Das klingt nach einer grossen Last, die er trägt?

Pierrette: Wie soll er da glücklich sein? Viele seiner Wünsche können wegen mir nicht in Erfüllung gehen. Es ist unheimlich wichtig, dass er für sich einen Freiraum schaffen kann.
Dieter: Ich hatte natürlich auch schon Zusammenbrüche. Es kommt so vieles zusammen, dass es dann nur noch wenig Negatives braucht, bis das Fass überläuft.
Pierrette: Wir machen jetzt gemeinsam eine Paartherapie. Nicht deshalb, weil unsere Ehe am Ende wäre, sondern weil wir eine wirklich gute Beziehung leben möchten. Unser Psychiater hat viel Power und fordert mich mit meinen Ängsten heraus. Seine provokative Art tut mir gut. Ich möchte keinen Arzt haben, der mich bedauert und mit Medikamenten voll stopft.

Und ausserdem ...

Welche Einschränkungen erleben Sie denn heute in Ihrem Alltag?

Pierrette: 1996 habe ich mich erneut selbständig gemacht. Ich leite ein Telefonmarketing-Büro. Dieter ist aber nun zu 100 Prozent in einer Firma angestellt und kann deshalb meine Kundenakquisition nicht mehr übernehmen. Das heisst, dass die natürlichen Kundenabgänge nicht mehr ersetzt werden, weil ich selber das Haus nicht verlassen kann. Da ich mit meinem Job immer weniger Geld verdienen kann, habe ich mich vor einem Jahr bei der Invalidenrente angemeldet. Die Rentenabklärung ist immer noch hängig.

Gibt es noch weitere Symptome, mit denen Sie zurzeit kämpfen?

Pierrette: Ich leide in letzter Zeit wieder unter starken Herzbeschwerden. Ich bin jetzt 34 Jahre alt, und mein Herz ist gesund. Aber ich habe extreme Herzschmerzen, die durch den Angst-Stress verursacht werden. Ich habe gerade eine Phase hinter mir, die voller Belastungen war. Deshalb treten die körperlichen Symptome stärker auf.

Wie sehen Ihre Zukunftsperspektiven aus?

Pierrette: Mein grösster Wunsch ist es, einen Job zu finden, bei dem ich jeden Tag das Haus verlassen muss. Das ist mein allergrösster Wunsch. Das wäre eine riesige Herausforderung, die mit viel Angst verbunden wäre. Aber ich weiss, dass mein Grundzustand besser ist, wenn ich regelmässig nach draussen gehen muss. Eine Arbeit für mich zu finden, ist aber praktisch unmöglich. Der Arbeitgeber müsste mir in gewissen Bereichen entgegenkommen.

Was müssten das für Arbeitsbedingungen sein?

Pierrette: Es müsste ein geschützter Rahmen sein. Ich müsste in einem Büro arbeiten können, das ich nicht verlassen muss. Es sollten höchstens zwei oder drei Mitarbeiterinnen im gleichen Raum arbeiten – bloss kein Grossraumbüro! Der Arbeitgeber müsste akzeptieren, dass ich ab und zu einen Tag zuhause bleibe. Ich käme der Firma insofern entgegen, dass ich mich zu nur 80 Prozent anstellen lassen, aber zu 100 Prozent arbeiten würde. Wenn ich dann einmal fehlte, würde das den Arbeitgeber nichts kosten. Das wäre kein grosses Risiko für eine Firma. Ein solcher Job wäre das absolut Höchste für mich.

Lassen Sie uns über den Arbeitsweg sprechen. Da Sie keine öffentlichen Verkehrsmittel benutzen können, müssten Sie per Auto zur Arbeit fahren?

Pierrette: Das wäre gut möglich. Leider habe ich keinen Führerschein, weil bisher das Geld dazu nicht gereicht hat. Aber das ist das nächste Ziel, das ich anstrebe. Im Auto fühle ich mich sicher, und es gäbe mir eine Portion persönlicher Freiheit. Das Problem ist, dass ich dafür einen Nothelferkurs und einen Theoriekurs absolvieren müsste, die ich nur in Begleitung meines Mannes besuchen könnte. Das bedeutet, dass es zweimal kostet, obwohl Dieter seinen Ausweis schon hat. In solchen Fällen sollten unbedingt Ausnahmen gemacht werden, finde ich.

Was sollten Angstbetroffene Ihrer Meinung nach unternehmen?

Pierrette: Ich empfehle, einen Therapeuten aufzusuchen, zu dem man Vertrauen aufbauen kann. Man soll ruhig einen Probetermin vereinbaren und erst danach entscheiden, ob man weiter hingeht oder eine andere Fachperson sucht.

Was raten Sie den Angehörigen, wie sie mit den Betroffenen im Alltag umgehen sollen?

Dieter: Das ist eine gute Frage, die schwer zu beurteilen ist. Für mich ist es einfach selbstverständlich, dass ich Pierrettes Krankheit akzeptiere.
Pierrette: Angstbetroffene fangen typischerweise an, alle bedrohlichen Situationen zu vermeiden. Das hilft aber nicht, im Gegenteil, es

führt direkt in eine Isolation und in die Abhängigkeit von anderen Menschen. Ich denke zudem, dass der Partner mit der Zeit tiefer in der Krankheit stecken kann als der Betroffene selber. Das passiert, wenn der Partner dauernd versucht, bedrohliche Situationen aus dem Weg zu räumen. Zuviel Rücksichtnahme fördert den Rückzug in die Isolation. Ich finde es aber auch schlecht, wenn ein Partner totale Verständnislosigkeit zeigt und Vorwürfe macht. Man sollte den goldenen Mittelweg finden. Und es wäre sehr hilfreich, wenn Nichtbetroffene den kleinen Fortschritten Anerkennung zollen würden.

Dieter: Ich habe gelernt, Pierrette nicht jede Entscheidung im Voraus abzunehmen. Wie kann ich wissen, ob sie diesmal mit mir ausgehen wird oder nicht? Diesen Hinweis könnte man auch anderen Angehörigen mitgeben.

Dieter macht uns einen Kaffee. Pierrette trinkt lieber Coca-Cola. Sie bekennt sich schmunzelnd zur Colasucht und erklärt, dass sie trotz reichlichem Essen viel zu wenig wiegt. Der Stress, den sie durch die Krankheit täglich erlebt, frisst sie körperlich fast auf.

Was empfinden Sie als das Schwierigste an der Krankheit? Gibt es eventuell auch etwas Positives daran?

Pierrette: Was ich daran absolut nicht ausstehen kann, sind die totale Abhängigkeit von anderen Menschen und die Selbstaufgabe, die diese Krankheit mit sich bringt. Das Schöne ist für mich die Gründung des Vereins «Angst- und Panikhilfe Schweiz» und der Kontakt zu Gleichbetroffenen.

Darf ich Ihnen als Partner dieselbe Frage stellen?

Dieter: (Schweigen) Ich würde es Pierrette von Herzen gönnen, wenn sie sich völlig normal und selbstständig überallhin begeben könnte. Schlecht ist, dass sie die Krankheit überhaupt hat. Am liebsten würde ich sie aus ihr herausnehmen und wegschmeissen. Am meisten fehlen mir die Dinge, die wir ohne ihre Ängste gemeinsam erleben könnten. Was ist das Schönste? Das ist schwierig zu beantworten … Positiv werte ich, dass ich Menschen kennen lernen konnte, die unter dieser Krankheit leiden. Diese Erfahrung macht nicht jeder.

Pierrette steckt mittendrin in der Bewältigung ihrer Krankheit. Noch ist sie nicht so weit, dass sie von den Symptomen der Panik befreit ist. «Irgendwann in meinem Leben werde ich gesund. Die Frage ist bloss, wann das sein wird», sagt sie über sich. Im Moment kämpft sie noch damit, die Möglichkeiten, die ihr theoretisch offen stehen, in die Praxis umzusetzen. Denn das ist schwieriger, als es Nichtbetroffenen scheinen mag.

Migräne – die Fakten

Was ist eine Migräne?

Unter Migräne versteht man anfallartige, mittlere bis sehr starke Kopfschmerzen, die typischerweise halbseitig auftreten. Oft beginnt die Migräne in den frühen Morgenstunden und kann einige Stunden oder Tage andauern. Sie kann bis sechsmal (und häufiger) pro Monat auftreten. Die Migräne unterscheidet sich von gewöhnlichem Spannungskopfweh: dieses ist leichter im Schmerz, beidseitig und bessert sich meist bei Anstrengung. Migräne beeinträchtigt das Leistungsvermögen und die Konzentrationsfähigkeit extrem.

Symptome

Bei Migräne treten die Schmerzen meist pulsierend, pochend, hämmernd und einseitig auf. Typisch sind: eine allgemeine Überempfindlichkeit, nicht nur auf Lärm und Licht, sondern auch auf Gerüche, Berührung oder Medikamente und/oder Übelkeit mit und ohne Erbrechen. Es kann, meist eine Stunde vor dem Kopfschmerz, zu Seh- und Sprachstörungen, Fehlempfindungen und bis zu teilweisen Lähmungen kommen, die oft bei Beginn der Kopfschmerzen aufhören. Man spricht bei diesen Vorboten von einer «Aura der Migräne». Eine Migräne dauert zwischen einigen Stunden und 3 Tagen. Bei Anstrengung und Konzentration verstärken sich die Symptome.

Ursachen

Migräne ist eine organische Erkrankung, die durch eine Funktionsstörung des Gehirns zu Stande kommt: eine Fehlsteuerung des Reizleitungssystems, die die Blutzirkulation verändert und lokal zu einer Entzündung der Hirngefässe führt. Die Veranlagung zu Migräne wird genetisch weitergegeben und tritt deshalb familiär gehäuft auf. Ausgelöst wird die Migräne individuell verschieden durch einzelne Faktoren, wie etwa Rhythmuswechsel (Wochenende, Änderung der Essgewohnheiten), Emotionen, Klimaeinflüsse, Medikamente, Hormonschwankungen, einseitiges Tragen von schweren Lasten, grelles Licht, Hitze, Höhe usw.

Häufigkeit

Man geht davon aus, dass etwa 20 Prozent der 20- bis 55-Jährigen unter Migräne leiden. Frauen sind bis zu 3-mal häufiger davon betroffen als Männer. Der Grund dafür liegt wahrscheinlich an den Schwankungen des weiblichen Hormonspiegels. Der regelmässige Östrogenabfall spielt hier als Auslöser von Migräne eine spezielle Rolle. Bei Kindern im Schulalter beträgt die Häufigkeit etwa 6–10 Prozent. Buben und Mädchen sind bis zur Pubertät gleich stark betroffen.

Auswirkungen einer Migräne

Wer regelmässig unter Migräne leidet, ist eindeutig in seiner Lebensqualität eingeschränkt. Die unerträglichen Schmerzen im Kopf verunmöglichen konzentriertes Arbeiten und vermindern die Leistung, sodass es zu häufigen Absenzen und sogar zum Verlust der Arbeitsstelle kommen kann. Das Freizeitverhalten und die sozialen Kontakte werden in Mitleidenschaft gezogen. Tagesablauf und Nachtruhe geraten aus dem gewohnten Rhythmus. Betroffene riskieren, dass sich die Migräne durch erhöhten Schmerzmittelgebrauch (Ergotamine) in chronische Kopfschmerzen umwandelt und dass Nieren und Leber durch jahrelangen, hohen Medikamentenkonsum geschädigt werden. Als Folge der Bagatellisierung der Krankheit und des falschen Umgangs mit ihr leiden Betroffene häufiger als ihre Mitmenschen unter Depressionen und Ängsten.

Behandlung

Migräne kann nur individuell behandelt werden. Das Ziel ist die Reduktion von Intensität und Anzahl der Anfälle. In der Regel wird die medikamentöse Therapie mit anderen (Selbst-)Behandlungsmethoden kombiniert. Der Einsatz von Medikamenten während des Migräneanfalls sollte unbedingt gezielt und mit dem Arzt abgesprochen erfolgen. Ein kühlendes Stirnband und warme Umschläge im Nacken, viel Ruhe und Ausschluss von Lärm und Licht bringen zusätzliche Erleichterung. Als Langzeitbehandlung sollten die individuellen Auslöser analysiert (Kopfwehkalender) und der Lebensstil entsprechend angepasst werden. Bei starker psychischer Belastung hilft ein Stressbewältigungstraining. Es sollte zudem abgeklärt werden, ob die Einnahme bestimmter Medikamente (zum Beispiel Betablocker oder Antidepressiva) über einen längeren Zeitraum hinweg als Prävention angebracht sein könnte.

Komplementäre Heilmethoden

Bei Migräne kommen folgende komplementärmedizinische aktive Massnahmen in Frage: Biofeedback, Yoga, Entspannungsverfahren wie Autogenes Training oder Progressive Muskelrelaxation nach Jacobson, Selbsthypnose, Ideokinese. Als langfristige Behandlung empfehlen sich tägliches Entspannungstraining und körperliche Aktivität, viel Trinken und eventuell die Einnahme von Magnesium und Vitamin B_2. Homöopathie und Aromatherapie wirken unterstützend. Passive Methoden, wie Akupressur, Akupunktur oder auch Lymphdrainage können ebenfalls Linderung bringen.

Wie gehe ich am besten mit Migräne um?

Mit Migräne umgehen heisst, selber aktiv werden. Migräne kann man bis heute nicht heilen, aber lindern. Bei einem Migräneanfall hilft meist nur noch eine medikamentöse «Feuerwehrübung», um die stärksten Symptome zu vermindern. Viele Migränebetroffene versuchen sich mit Medikamenten selbst zu behandeln – meist ohne Erfolg.

Deshalb ist es wichtig, die individuellen Auslöser herauszufinden, um sie in Zukunft zu vermeiden. Anhand eines Kopfwehkalenders lassen sich die individuellen Migräneauslöser herausfinden. Regelmässige und gesunde Ernährung, ausreichende Bewegung, Schlaf und Entspannung sind ebenso wichtig wie die Vermeidung von

Stress. Der eigene Lebensstil sollte gründlich überprüft werden. Es kann durchaus sein, dass ein Stellenwechsel, Veränderungen in persönlichen Beziehungen oder der eigenen Einstellung zum Leben in Betracht gezogen werden müssen. In Gesundheitsseminaren der Swiss Migraine Trust Foundation können die Betroffenen einfache individuelle Selbsthilfetechniken lernen.

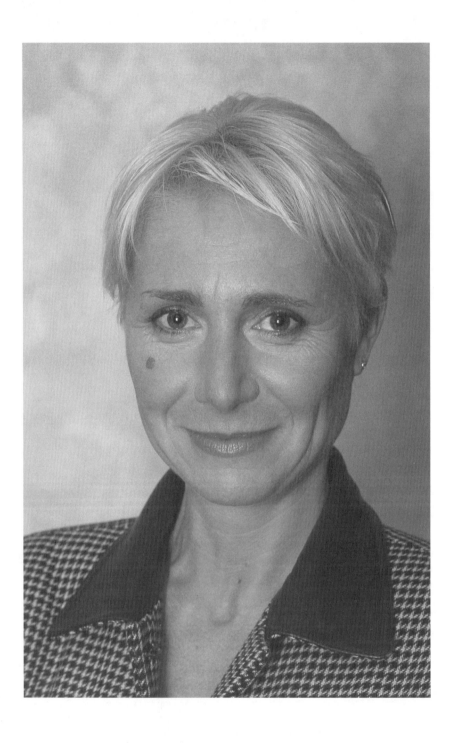

Colette: «Ich betrachte meine Krankheit nicht länger als Feind»

Colette leidet seit ihrem 28. Lebensjahr an Migräne. Die Apothekerin und Marketingmanagerin liess sich von ihrem Leiden jedoch nicht unterdrücken, sondern packte ihre Situation aktiv an. Sie ist seit dem Beginn 1994 Geschäftsführerin der «Swiss Migraine Trust Foundation» sowie Koordinatorin und enge Beraterin des im Februar 2001 gegründeten Vereins für Betroffene, dem Förderverein «Migraine Action». Als Powerfrau hat sie sich der unheilbaren Krankheit gestellt und verdankt ihrem veränderten Lebensstil mehr als bloss eine Reduktion der Migräneattacken.

Ich treffe Colette in einem Zürcher Café, das ausgerechnet an diesem Spätnachmittag gut besucht ist. Unser Gespräch findet inmitten vieler Menschen statt, was Colette in ihrem französischen Temperament jedoch nicht bremsen kann. Glücklicherweise konnte sie das Interview zwischen zwei Terminen einschieben – eine Situation, wie sie bezeichnender wohl nicht sein könnte für das Leben dieser aktiven Frau.

Colette: Es war mir lange Zeit nicht möglich, irgendjemanden über meine gesundheitlichen Probleme zu informieren. Als ich mich schliesslich mit meiner Mutter darüber unterhielt, erfuhr ich, dass sie selber keine Kopfschmerzen kannte. Sie erzählte mir aber, dass meine Grossmutter auch Migränikerin gewesen war. Das hatte ich nicht gewusst. Ich erinnerte mich zwar daran, als Kind immer die Medikamentenschachteln auf ihrem Nachttischchen gesehen zu haben. Natürlich hatte ich damals keine Ahnung, wofür die eingenommen wurden.

Wie erlebten Sie jene erste Zeit mit der Migräne?

Colette: Es passte mir überhaupt nicht, dass ich unter Migräne litt. Mein damaliger Partner zeigte zwar Verständnis, aber trotzdem fand er es nicht toll. Vor allem dann, wenn ich nicht mit ihm ausgehen konnte. Und als seine Kollegen fragten, was los sei, erzählte er nicht, was ich hatte. Denn wenn man sagt, die Freundin hat Migräne, dann heisst es gleich: «Aha, Migräne – hast du auch noch andere Probleme mit ihr?» Migräne bedeutet einfach, dass die Freundin nicht will … Aber wir zwei hatten ein sehr gutes Verhältnis zueinander. Die Migräne hat uns dennoch gestört, und ich fühlte mich deswegen schuldig. Bei Krebsleiden oder anderen Erkrankungen wie zum Beispiel Diabetes fühlt sich der Betroffene nicht schuldig. Bei Migräne ist das anders, obwohl sie ja auch eine organisch bedingte Krankheit ist, die man genetisch mitbekommt. Diese ungerechtfertigten Schuldgefühle führe ich darauf zurück, dass die Wissenschaft über Migräne noch nicht vollständig Bescheid weiss. Das geht sogar so weit, dass manche Menschen behaupten, es gäbe gar keine Migräne. Und das passiert nur, weil man nichts vorzeigen kann. Das ist sehr schlimm für die Betroffenen. Für mich war es eine Mehrbelastung.

Die Migräne ist unsichtbar …

Colette: Das Unsichtbare ist ein wichtiger Faktor in dem Ganzen. Als Migräne-Betroffene bist du in der Gesellschaft nicht akzeptiert.

Sie sagten, Ihr Partner hatte Mühe damit?

Colette: Er fand es gar nicht toll. Wir haben zwar nie darüber geredet, aber was er gedacht hat, kann ich mir schon vorstellen. Er hätte bestimmt lieber eine Freundin gehabt, mit der er alles gemeinsam hätte unternehmen können. Doch da konnte ich nicht mithalten. Meine Migräne konnte ich ja nicht planen. Wenn sie zuschlug, war einfach alles blockiert! Dann stand sie total im Vordergrund. Das war schade. Später ging es mir diesbezüglich besser, weil er ins Ausland ging und ich hier blieb. Ich fand das gut und dachte, es sei besser, wenn ich alleine bin. Das war eine grosse Entlastung für mich. Denn so musste ich mich dem anderen gegenüber nicht dauernd schuldig fühlen. Und es ist irgendwie ganz lustig, dass ich dann später einen Mann geheiratet habe, der in England lebt. Es ist so, dass ich früher die Menschen nicht so nah an mich heran liess. Das kam sicher auch aus dem Gefühl heraus, dass ich glaubte, ich würde die Menschen um mich herum enttäuschen.

Es wäre also schwierig für Sie, in einer Beziehung damit konfrontiert zu werden?

Colette: Früher ja, heute nein. Ich habe den Zugang zur Migräne und den Umgang damit gefunden.

Wie erlebten Sie den Moment, als bei Ihnen Migräne diagnostiziert wurde?

Colette: Ich war ziemlich geschockt, als ich mit 28 Jahren erfuhr, dass ich an Migräne leide. Ich hatte natürlich schon während langer Zeit Anfälle heftigster Kopfschmerzen. Aber diese erduldete ich einfach, indem ich mir sagte, ich sei wohl wehleidiger als andere. Mit der Zeit wurden diese Schmerzen immer stärker und als ich 28 war, attackierte mich die Migräne regelmässig ein- bis zweimal pro Monat. Sie hielt immer etwa drei Tage lang an, mir war total übel, und ich musste mich übergeben. Ich vertrug absolut kein Licht und keinen Lärm. Diese Empfindungen waren so stark, dass sie fast unerträglich waren. Manche Leute dachten wohl, dass ich mich auf diese Weise interessant machen wolle. Das war für mich schwierig. Damals war ich nämlich im Marketingbereich einer Grossfirma tätig. Das war eine Pharma-Firma, in der ich eine der ersten weiblichen Trainees war. Dort hätte ich wirklich keine sogenannt «weibliche» Krankheit haben dürfen. Das hätte mir sogar meine Zukunftschancen verbauen können. Deshalb liess ich mir nichts anmerken, egal wie es mir ging. Ich versuchte sogar noch besser zu sein als meine männlichen Kollegen. Während dieser Zeit habe ich berufshalber einen ausgewiesenen Migräne-Spezialisten kennen gelernt, weil ich im Bereich Neurologie arbeitete. Ihm berichtete ich von meinen Kopfschmerzen und den unangenehmen Symptomen. Stellen Sie sich vor: Ich hatte Naturwissenschaft studiert und wusste nicht einmal, dass ich Migräne hatte! Ich war überzeugt, ich hätte bloss Kopfschmerzen. Mir wurde auch ziemlich klar, dass Migräne eigentlich auch ein Stiefkind in der medizinischen Ausbildung ist. Als jener Arzt mir sagte, ich hätte Migräne, war ich erstmal schockiert. Ich weiss heute, dass es vielen Menschen ähnlich geht.

Sie haben erwähnt, dass Ihnen übel war und Sie erbrechen mussten. Zudem waren Sie licht- und lärmempfindlich. Aber Schmerzen hatten Sie sicher auch?

Colette: Ja klar! Das ist das Hauptsymptom – zuerst wurde mir schlecht und danach bekam ich Kopfschmerzen, die sich langsam steigerten und extrem stark wurden. Bei mir war der Schmerz immer auf der linken Seite des Kopfes, und es fühlte sich so an, als ob das linke Auge nach innen gezogen würde. Zudem hämmerte es im Kopf, ich spürte meinen eigenen Puls. Das tat wirklich weh.

Was haben Sie denn während den Migräneanfällen unternommen, damit Sie sie einerseits verstecken konnten und andererseits überhaupt arbeitsfähig blieben?

Colette: Ich habe mich mit allem bedient, was ich in der Apotheke kriegen konnte. Als Apothekerin war ich ja selber an der Quelle. Ich nahm vor allem Schmerzmittel ein, um die Symptome zu stoppen. Erst durch den Spezialisten kam ich darauf, dass man mehr dagegen tun kann und soll, als bloss die Symptome abzublocken. Ich kam endlich soweit, dass ich dazu stehen konnte. Sobald ich die Migräne nicht mehr als meinen Feind betrachtete, konnte ich sie in den Griff bekommen.

War das ein grosser Unterschied für Sie?

Colette: Das war ein markanter Unterschied. Die Krankheit ist definiert, man weiss, um was es sich dabei handelt, und dass man einiges dagegen unternehmen kann. Migräne ist zwar nicht heilbar, aber man kann einen Weg finden, damit umzugehen. Man kann in seinem Leben einiges verändern. Vorher hatte ich ja nur noch «funktioniert». Nichts anderes. Und heute merke ich, dass ich durch einen bewussteren Lebensstil mehr Energie zurückbekomme. Ich erlernte Atemtechnik und Selbsthypnose, sodass ich mich jederzeit selber entspannen kann, egal wo ich gerade bin. Jeder findet seinen eigenen Weg, um sich zu entspannen. Wichtig ist mir dabei, dass ich es regelmässig, also jeden Tag, mache.

Was war der Grund, dass Sie sich die Krankheit fast nicht zugestehen konnten?

Colette: Dass ich überhaupt Migräne hatte, schockierte mich. Ich befand mich in einem männlichen Berufsfeld und war damit konfrontiert, dass gerade ich Migräne haben sollte! Viele denken doch, dass das nur hysterische Weiber haben. Das konnte nicht sein, dass ich das hatte! Das passte nicht in mein Selbstbild von der starken Marketingfrau. Und doch wusste ich dann: «Es ist eine Tatsache, ich habe Migräne.»

Ist es typisch für Migräne-Betroffene, dass sie sehr aktiv leben und häufig gestresst sind?

Colette: Nein. Es gibt überhaupt keinen typischen Migräne-Typ. Das wäre nicht richtig, die Migräne bloss auf den Stress zurückzuführen und die Migräniker zu schubladisieren. Es gibt alle Varianten, also auch Menschen, die eher inaktiv sind. Auch die können Migräne bekommen. Und es gibt im Gegensatz dazu Menschen, die total viel arbeiten, dauernd im Stress und ihrer Aufgabe nicht gewachsen sind und dennoch keine Migräne haben. Beim einen ist der Auslöser dies, beim andern das. Grundsätzlich bewirken aber Entspannungsübungen und eine bewusste, körperorientierte Lebensweise, dass die Schwelle zum Migräneanfall hinaufgesetzt wird, dass trotz dem Auslöser die Migräne weniger oft auftritt oder weniger stark ausfällt. Es ist zum Beispiel wichtig für mich, dass ich in einen Rhythmus komme, in welchem ich Energie aufladen und mich entspannen kann.

Wie wirkten sich die Migräneanfälle auf Ihr allgemeines Wohlbefinden aus?

Colette: Früher litt ich im Durchschnitt sechs Tage und mehr pro Monat darunter. Da war meine Lebensqualität tatsächlich stark vermindert. Bei dieser Häufigkeit hätte ich im Prinzip zu vorbeugenden Medikamenten greifen sollen. Da gibt es ja ganz verschiedene Wege und Mittel, die ich hier gar nicht alle aufzählen kann.

Es gibt also auch Medikamente, die man nicht während des Migräneanfalls einnimmt, sondern langfristig als vorbeugende Massnahme?

Colette: Als Prävention, ganz genau.

Der Tiger im Käfig

Colette: Heute ist es auch so, dass ich selber im Voraus merke, wann ich Migräne bekomme. Und dann weiss ich, was ich tun muss, damit sich die Migräne in ein erträgliches Kopfweh umwandelt. Ich habe da meine Methode gefunden. Früher hat allein schon die Angst vor einem Anfall wie ein Damoklesschwert über mir gehangen. Viele Betroffene teilen mir in der Beratung ihre persönlichen Methoden mit. Von diesen positiven und negativen Erfahrungen können auch andere Betroffene profitieren. Ich habe zwar meinen eigenen Weg gefunden, aber das heisst noch lange nicht, dass ich von der Migräne befreit bin oder dass dieser Weg auch für andere gültig ist. Der Tiger, den ich in mir drin habe, ist noch immer da. Ich habe bloss einen Käfig um ihn herum gebaut. Ich bin nicht geheilt, aber ich kann besser damit umgehen. Ich habe meine Lebensform verändert und nehme mir mehr Zeit für mich selbst. Allerdings ist heute nicht gerade ein Tag, mit dem ich dies beweisen könnte. Aber das gilt für jeden Menschen, dass man nicht allem ausweichen kann. Trotzdem sollten solche Tage wie heute nicht zur Regel werden. Ich bin überzeugt, dass ich dank dieser Erkrankung viel mehr Energie gewonnen habe. Und eigentlich bin ich im Nachhinein dankbar dafür. Ich habe gelernt, mich selber gern zu haben, so wie ich bin. Und ich habe gelernt, meine eigene Meinung zu vertreten. Das Schlimmste war für mich, offen zu meiner Krankheit stehen zu lernen. Aber nur so habe ich den Weg zu einer besseren Lebensgestaltung gefunden. Meine Einstellung mir selber und meinem ganzen Umfeld gegenüber hat sich deutlich verbessert. Wenn die Migräne erneut zuschlägt, werde ich daran erinnert, dass meine Erkrankung immer noch da ist und dass ich vielleicht mit mir doch nicht so umgegangen bin, wie es gut für mich wäre. Ich sehe sie als Ventil eines Dampfkochtopfes. Ich nehme heute bereits wahr, wenn sich der Druck erhöht, bevor es zum Überdruck kommt. Und dann weiss ich, was zu tun ist. So lerne ich, mit meinem Ventil umzugehen und es zu schätzen. Und trotzdem finde ich die Migräne nicht toll. Das muss ich schon betonen.

Ich kann mir vorstellen, dass man sich der Migräne ausgeliefert fühlt, weil man ja nie weiss, wann sie einen das nächste Mal überrollt.

Colette: Man lebt dauernd in einer Angst, weil man nicht weiss, wann es wieder soweit ist. Wenn man immer in dieser Angst lebt, dass der nächste Migräneanfall eintrifft, dann ist es so, als ob man ihn plante. Diese Erwartungshaltung ist sehr schlimm. Ich glaube, dass viele Betroffene sie haben. Ich kenne Frauen, die so sehr unter ihrer Migräne leiden, dass sie sogar keine eigenen Kinder haben möchten, aus Angst, die Migräne weiterzuvererben. Aber ich bin der Meinung, dass auch ein Kind, wenn es dann tatsächlich an Migräne leidet, lernen kann, damit umzugehen.

Mit welchen Einschränkungen werden Migräniker im Alltag konfrontiert?

Colette: Manche Betroffene sind nicht mehr arbeitsfähig. Ihnen wird gekündigt, oder sie müssen Rente beziehen. Das ist der eine Teil. Andererseits, und das entspricht dem Grossteil der Betroffenen, gibt es diejenigen, die ihren Job zwar erfüllen, aber das Privatleben opfern. Also geht man nach der Arbeit total erschöpft nach Hause und begibt sich sofort ins Bett, um am nächsten Tag wenigstens irgendwie zu funktionieren. Das geht natürlich auf Kosten des Privatlebens.

Sie sagten, dass Sie damals mitten im Arbeitsprozess drin stan-
den. Mussten Sie selbst berufliche Änderungen vornehmen oder
wurden Sie sogar arbeitslos?

Colette: Gott sei Dank nein. Ich habe mich nach der Diagnose selber
in der Erforschung dieser Erkrankung und der Unterstützung für die
Betroffenen engagiert.

Also innerhalb Ihres Berufes?

Colette: Ja, ich konzentrierte mich mit Vollgas auf das Fachgebiet der
Kopfschmerzen und übernahm von Anfang an die Geschäftsführung
der Swiss Migraine Trust Foundation. Für mich war es absolut wichtig, mich diesem Thema zu widmen. Ich wollte etwas bewegen. Von
diesem Zeitpunkt an setzte ich mich ausschliesslich für die Sache der
Migräniker und Migränikerinnen und der an chronischem Kopfweh
Leidenden ein.

Konnten Sie denn davon auch leben?

Colette: Am Anfang hatten wir praktisch kein Geld. Wir müssen uns
auch heute noch immer überlegen, wie wir finanzielle Unterstützung
finden können. Wir erhalten keine staatlichen Zuwendungen. Ich
versuche, mit Firmen zusammen Projekte zu entwickeln, die zum
Ziel haben, das Leben der Migränebetroffenen zu verbessern. Und
dank diesen Projekten können wir überhaupt funktionieren.
Möglich wäre aber noch viel mehr, es gäbe einige wichtige Forschungsprojekte … Tief im Innern hoffe ich manchmal auf die von
den Steuern abzugsfähigen Spenden. Wir arbeiten mit viel Enthusi-
asmus und Ideologie.

Sie haben aufgrund Ihrer Migräne etwas sehr Gutes gegründet – ein
positiver Aspekt, den Sie aus dem Ganzen ziehen können?

Colette: Das soll vor allem etwas Gutes für die anderen Betroffenen
sein. In der telefonischen Beratung höre ich oft, dass jemand zu mir

sagt: «Wissen Sie, kein Mensch mag mir noch zuhören.» Das ging mir früher auch so. Wenn man dauernd über Kopfschmerzen redet, will das niemand mehr hören. Häufiger erhält man den Rat: «Nimm doch eine Tablette, oder tu dies oder das, dann ist es weg.» Diese Ratschläge konnte ich nicht mehr hören! Das hat gar nichts gebracht. Im Radio, im Fernsehen und in den Zeitschriften heisst es immer wieder, dass Migräne heilbar sei. Erstens ist das eine falsche Information, und zweitens reagiert das Umfeld dann mit Unverständnis, weil es einem nicht schon längst besser geht. Nichtbetroffene gehen davon aus, dass man mit einem Medikament davon befreit wird, aber das stimmt so nicht, weil die Migräne individuell ausgelöst wird und es individuell verschiedene Linderung gibt. Was dem einen hilft, nützt dem andern vielleicht überhaupt nicht. Das ist das Gemeine an dieser Erkrankung. Die Symptome sind fast dieselben, aber wie man dazu kommt, ist sehr unterschiedlich.

Jeder muss also seinen eigenen Weg finden?

Colette: Ja genau. Es geht wirklich darum, sich nicht auf ein Medikament zu beschränken, nicht nur den Kopf zu behandeln. Man sollte den ganzen Menschen betrachten. Eine reine Symptombehandlung reicht da nicht aus. Es ist eine Veranlagung da. Der eine Mensch leidet unter Magenproblemen, ein anderer entwickelt ein Hautekzem. Und dann gibt es solche, die Migräne bekommen.

Zeitabschnitte

Colette: Ich selber bewältige meine Krankheit so, dass ich meinen Lebensstil verändert habe. Ich esse und trinke bewusst und betreibe jeden Tag eine ganze Stunde Sport. Das ziehe ich konsequent durch, auch wenn ich das Fitnesscenter erst um neun Uhr abends betrete. Ich mache sehr viel Ausdauertraining, danach fühle ich mich total gut. Manchmal gehe ich danach ins Dampfbad. Das nenne ich dann nicht mehr Sport, sondern Entspannung. Ausserdem tanze ich leidenschaftlich gerne. Ich mache all das, weil es mir Spass macht. Es ist egal, ob man sich einen Hund kauft und mit ihm spazieren geht, oder ob man eine bestimmte Sportart findet. Es sollte auf jeden Fall Spass machen.

Waren Sie früher auch schon sportlich?

Colette: In meiner Jugend habe ich viele Sportarten betrieben. Ich habe Judo gemacht, war im Ballett und im Jazztanz, und ich ritt. Als ich zur Universität ging, hörte ich damit auf. Da sass ich den ganzen Tag herum, arbeitete und las. Wenn ich müde war, machte ich sowieso nichts mehr. Danach trat ich in die Berufswelt ein, wo ich nur noch produzierte und zeigen wollte, was ich alles leisten konnte. Aber ich war meilenweit entfernt von mir selber. Ich funktionierte nur noch. Erst dank der Migräne habe ich umgelernt. Ich möchte übrigens betonen, dass es für alle Menschen mit Migräne wichtig wäre, etwas für sich selber zu tun, auch wenn es am Anfang schwierig oder unmöglich zu sein scheint. Ich lebe jetzt gesünder und ausgeglichener, indem ich meine Bedürfnisse erkenne und ernst nehme.

Was raten Sie den Leuten, die dafür keine Zeit haben?

Colette: Ich selber habe einen 60-Stunden-Job. Ich könnte niemals dieses Pensum erfüllen, wenn ich nicht täglich etwas Zeit für mich persönlich eingebaut hätte. Dann hätte ich diese Energie gar nicht. Natürlich bin auch ich abends um neun Uhr kaputt und müde. Aber anstatt vor dem Fernseher einzuschlafen, raffe ich mich auf und gehe ins Training. Man hat heute nie Zeit für irgendetwas, aber die muss man sich einfach selber nehmen. Ich glaube, dass jeder von uns mit dem Leben einen gewissen Zeitabschnitt geschenkt bekommt und diesen bewusst erleben kann. Natürlich haben wir alle bestimmte Pflichten, aber darüber hinaus frage ich mich: «Was möchte ich erleben und was macht mich wirklich zufrieden?» Wenn ich bei einem Spaziergang die Natur beobachten oder die tiefe Stille in den Bergen bewusst erleben kann oder wenn mich ein kleines Kind anstrahlt und ich zurücklache, spüre ich diese Kraft. Viele Menschen, die darüber klagen, dass sie keine Zeit haben und total übermüdet sind, müssten sich auch fragen, weshalb sie so müde sind. Vielleicht ziehen sie alles aus ihrer Batterie heraus, ohne sie wieder aufzufüllen, bis sie irgendwann leer ist. Das habe ich bei mir erst dank dieser Krankheit erkannt.

Frauenkrankheit?

Wie lange leiden Sie nun schon unter Migräne?

Colette: Das sind jetzt 13 Jahre. Die meisten Leute, die mich am Kopfwehtelefon anrufen, berichten von 20, 30, 40 oder sogar 50 Jahren Migräneerfahrung. Früher hatte ich ja etliche Tage im Monat Migräne. Heute habe ich entweder nur eine «Anmeldung» oder muss sie manchmal für einen Tag und noch ein paar Stunden als unangenehmen Gast beherbergen. Aber ich bekomme sie in den Griff. Das ist ganz wichtig für mich.

Es leiden mehr Frauen als Männer unter Migräne. Weshalb?

Colette: Vor der Pubertät sind etwa gleich viel Buben wie Mädchen betroffen. Nach der Pubertät leiden doppelt so viele Frauen wie Männer unter Migräne. Schuld daran sind wahrscheinlich die weiblichen Hormone, die für den Monatszyklus verantwortlich sind, besser gesagt deren Schwankungen. Wobei der Östrogenabfall, zum Beispiel kurz vor der Menstruation, in der Literatur am meisten als Auslöser diskutiert wird. Bei schwangeren Frauen geht die Anfallshäufigkeit oft erheblich zurück. Sie haben weniger Schwankungen im Oestrogenspiegel, und man glaubt, dass auch eine erhöhte Produktion von Endorphinen (Glückshormonen) zur Besserung der Migräne beiträgt. Übrigens findet man in den meisten untersuchten Ländern eine Migränehäufigkeit von 10–20 Prozent auch ausserhalb Europas. Allerdings ist der Umgang mit dem Thema je nach Kultur unterschiedlich. In Russland zum Beispiel spricht man nicht über Migräne. Das wird verschwiegen. In China ebenso. Aber wenn man nachhakt, findet man dort dieselben Zustände wie in allen anderen Ländern. Auch in Japan wird die Krankheit verschwiegen, weil dort die Frau sowieso nicht wichtig ist. Und da es sich um eine sogenannte Frauenkrankheit handelt, redet man schon gar nicht darüber. Das finde ich schlimm.

Wenn nicht darüber geredet wird, werden wohl auch keine entsprechenden Organisationen gegründet?

Colette: Nein, so etwas gibt es dort gar nicht. Sie versuchen, sich irgendwie selbst zu helfen. Wenigstens sind wir bei uns einen Schritt weiter, indem man darüber reden und informiert werden kann. In unseren medizinischen Fachartikeln wird schriftlich festgehalten, dass es sich um eine Krankheit handelt. Folglich muss man sich nicht mehr verstecken. Unserer Stiftung und dem Förderverein ist diese Art von Aufklärung besonders wichtig.

Sie legen Wert darauf, dass die Betroffenen nicht in einer Konsumhaltung verharren?

Colette: Mit einer Konsumhaltung kommt man nicht aus dem Migräne-Teufelskreis heraus. Im Gegenteil: Es kann sogar so weit gehen, dass durch einen dauernden Gebrauch von Schmerz-Migränemitteln ein chronisches Dauerkopfweh entsteht. Wenn die Kopfschmerzen dann überhaupt nicht mehr aufhören, weiss man meistens überhaupt keinen Rat mehr. Viele Migräniker wissen das nicht. Die modernen Migränemittel sollten nicht über längere Zeit unkontrolliert eingenommen werden. Auch die älteren Schmerzmittel nicht.

Kann es zu einem Medikamentenmissbrauch kommen?

Colette: Ich nenne es lieber einen «Medikamenten-Übergebrauch». Beim Wort «Missbrauch» geht man davon aus, dass die betroffene Person sich willentlich schädigt oder süchtig wird. Bei Migränepatienten ist es jedoch meist fehlendes Wissen um andere Behandlungsmöglichkeiten, welches zum regelmässigen Griff nach den Medikamenten führt.

Ernst genommen

Was glauben Sie, kann Migränikern und ihren Angehörigen helfen?

Colette: Ich denke, dass wir mit den Dienstleistungen der Stiftung und dem Förderverein tatsächlich helfen können. Am wichtigsten ist es, dass Betroffene wissen, dass sie mit ihrem Problem nicht länger alleine dastehen, dass sie nicht länger ignoriert oder falsch informiert werden. Ich glaube, das zu wissen, hilft einigen. Für mich selbst ist die Arbeit am Kopfwehtelefon deshalb interessant, weil ich mit vielen Menschen reden kann, denen es genauso geht wie mir selber. Ich eigne mir dadurch ebenfalls zusätzliches Wissen über Migräne und Kopfschmerzen an, das ich vielleicht in der wissenschaftlichen Fachliteratur nicht finden kann. Dieses Wissen hilft nicht nur mir, sondern auch allen anderen.

Wie ist das in Ihrer Beziehung? Wie geht Ihr Partner damit um?

Colette: Mein Mann hat grosses Verständnis. Er hatte ein einziges Mal Cluster-Kopfschmerzen. Das ist das schlimmste Kopfweh, das man sich vorstellen kann, noch schlimmer als Migräne. Ich erklärte ihm: «Das, was ich habe, ist etwas Ähnliches wie das, worunter du gelitten hast. Nur ist mein Schmerz etwas schwächer.» Ich habe den verständnisvollsten Partner, den ich mir vorstellen kann. Oder besser gesagt, er wäre es, wenn er hier in der Schweiz wäre.

Wie sollen sich Angehörige einem Migränebetroffenen gegenüber verhalten?

Colette: Man sollte ihm auf keinen Fall Ratschläge erteilen, sondern ihn einfach akzeptieren und in Ruhe lassen. Bei einem Migräneanfall könnte man vielleicht sagen: «Oh, das tut mir leid, dass du wieder Migräne hast. Aber mach dir keine Sorgen und fühle dich nicht schuldig, weil du nicht mitkommen kannst. Weisst du was: Ich nehme die Kinder und mache einen Ausflug. Wir erzählen dir später, was wir alles erlebt haben. Ruhe dich einfach aus.» Es ist wichtig, die

Schmerzen zu akzeptieren und nicht Druck auszuüben, indem man den Migräniker dazu drängt, sich zusammenzureissen. Sonst verstärken sich die Schuldgefühle beim Betroffenen, der sich meistens sowieso schon schlecht fühlt. Ratschläge setzen den Betroffenen unter Erfolgszwang. Das ist ganz schlimm. Wenn der Erfolg nicht eintrifft, sieht es aus, als habe man etwas falsch gemacht. Da kommen Vorwürfe, die zu nichts führen. Mit der Frage: «Wieso hast du denn jetzt schon wieder Migräne?», ist es genau dasselbe. Auf diese Weise werden bloss Schuldgefühle produziert, die nichts bringen. Mitleid hilft jedoch auch nicht weiter. Das einzige, was hilft, ist das Akzeptieren diese Krankheit. Es ist eine Erkrankung wie zum Beispiel Diabetes. Es gibt keine Heilung, aber man kann sie lindern. Das zu verstehen ist das Ziel. Und bei einem akuten Migräneanfall könnte der Partner sagen: «Es ist zwar schade, dass du nicht mitkommen kannst (etwa zum Sport, zu Freunden, ins Kino), aber ich liebe dich trotzdem.»

Was wünschen Sie sich für sich selbst als Betroffene und für die Sache der Migräne überhaupt?

Colette: Ich wünsche mir mehr Verständnis und kompetente Information. Es wäre hilfreich, wenn in den Medien deutlicher gesagt würde, dass Migräne nicht heilbar ist, dass man sie aber individuell lindern kann. Und dass sie eine Krankheit ist und keine Laune der Betroffenen. Ich hoffe auch, dass immer mehr Betroffene erfahren, dass sie nicht alleine sind, sondern dass es eine Beratungsstelle und einen Verein in der Schweiz gibt, an die sie sich wenden können. Ich möchte, dass alle Migräniker ihr Leiden vor Ärzten und Therapeuten nicht verheimlichen, sondern von ihren Symptomen berichten. Es ist wichtig, dass man zu seiner Krankheit steht. Und ich empfehle jedem, den Therapeuten zu wechseln, wenn dieser sich nicht die Zeit für eine genaue Abklärung der Kopfschmerzen nimmt und nicht bereit ist, ihn bei der Suche nach einer lindernden Therapie zu begleiten.

Gibt es sonst noch etwas, was getan werden müsste?

Colette: Ich denke da an zwei Dinge. Der Staat unterstützt zwar viele Organisationen, aber nicht diejenige, die sich einer Krankheit widmet, an der rund 20 Prozent der aktiven Bevölkerung leidet. Auch die Krankenkassen könnten einen Beitrag an unsere Dienstleistungen leisten, zum Beispiel an unsere Gesundheitskurse zum besseren Umgang mit Migräne. Auch in Form von finanzieller Hilfe kann man zeigen, dass das Problem ernst genommen wird. Als zweites wünsche ich mir, dass sowohl das medizinische Fachpersonal wie auch das soziale Umfeld die Migräne als Krankheit ernst nimmt.

Welche Zukunftspläne und Träume haben Sie?

Colette: Da gibt es tatsächlich einen Traum: Ich stelle mir einen zentralen Ort vor, der von chronischen Kopfschmerzen Betroffenen einen angenehmen, überschaubaren Rahmen bieten würde. Einen Ort, wo Forschungsarbeiten und Ausbildungsplätze unterstützt würden, wo aber auch Platz für den Medikamentenentzug und die anschliessende Rehabilitation Betroffener vorhanden sein könnte. All das müsste in Zusammenarbeit mit Kliniken und interessierten Therapeuten zu Stande kommen. Ich bin überzeugt, dass es kein Traum bleiben wird.

Detektivarbeit

Colette: Bei Migräne muss man zwischen Ursache und Auslöser unterscheiden. Als Ursache spielt die genetische Vererbung eine Rolle. Die Auslöser hingegen sind individueller Natur. Es gibt Menschen, die sämtliche möglichen Auslösefaktoren aufweisen, aber nie an Migräne leiden.

Könnten denn auch Verletzungen im Wirbelsäulenbereich für Migräne verantwortlich sein, zum Beispiel ein Schleudertrauma?

Colette: Jedes Trauma kann ein auslösender Faktor sein, auch ein seelisches Trauma. So kann man das nicht verallgemeinern. Das ist bei jeder Person verschieden.

Kann man trotzdem mögliche Auslösefaktoren aufzählen?

Colette: Das Auslassen einer Mahlzeit kann eine Migräne auslösen, weil der Blutzuckergehalt zu stark sinkt. Ein unregelmässiger Schlaf-Wach-Rhythmus kann auch ein Grund sein. Wer Freitag nachts bis fünf Uhr früh ausgeht und am Samstag bis in den Nachmittag schläft, kann einen Migräneanfall bekommen. Das Gleiche gilt für Änderungen im gewohnten Stress-Entspannungs-Gleichgewicht, zum Beispiel bei Ferienanfang. Ein anderer reagiert auf das blaue Licht der Autoscheinwerfer in der Nacht. Wer durch eine Baumallee fährt und dem stakkatoartigen Lichtwechsel ausgesetzt ist, kann einen Anfall erleiden. Zu fettreiche Nahrung ist auch ein möglicher Auslösefaktor. Und wieder ein anderer reagiert auf den Streit mit dem Partner. Es ist wichtig zu überprüfen, um welche Auslöser es sich handelt, und sich danach zu überlegen, was man daran ändern könnte. Natürlich fragt man sich auch, was man in Bezug auf die Hormone unternehmen kann. Die Eierstöcke oder die Gebärmutter entfernen zu lassen, bringt erfahrungsgemäss wenig. Wer wetterfühlig ist, kann zwar nach Gran Canaria ziehen, aber das Wetter ändern kann er nicht. Es gibt hingegen etliche Möglichkeiten, um mit Migräne besser umzugehen. Wenn ich spät ins Bett gehe, stehe ich am nächsten Morgen trotzdem um sieben Uhr auf, um Kaffee zu trinken. Danach kann ich ruhig weiterschlafen, ohne Kopfschmerzen zu bekommen. Es gibt durchaus Möglichkeiten, die individuell auslösenden Faktoren zu umgehen. Das bedingt jedoch, dass man sie kennt.

Das heisst, man sollte langfristig den Lebensstil so umstellen, dass die Auslösefaktoren nicht auftreten. Aber wie kann ich denn herausfinden, was bei mir Migräne auslöst?

Colette: Das kann man anhand eines Kopfwehkalenders feststellen. Man muss alle möglichen Zusammenhänge notieren und auch den

Intensitätsgrad des Kopfschmerzes beurteilen. Ich muss mich dann fragen, was ich gegessen, gemacht und gefühlt habe, wie sich das Wetter geändert hat und welcher Zeitpunkt meines Monatszyklus es war, ob es am Wochenende war oder ob ich körperlich weniger aktiv war, und, und, und …

Also eine richtige Detektivarbeit?

Colette: Genau. Und das sollte man über mehrere Monate hinweg durchführen.

Ist man damit nicht etwas überfordert?

Colette: Ich denke nicht. Jemand, der unter so starken Schmerzen leidet, ist darauf erpicht, die eigenen Auslöser herauszufinden. Er will seine Migräne erkunden und bekämpfen. Es gibt jedoch auch Menschen, die sich sehr gerne hinter ihrer Krankheit verstecken. In diesen Fällen erhält die Krankheit eine Funktion. Das wird kompliziert, denn dann wird die Krankheit ein Mittel zum Zweck. Das gilt aber für jede Erkrankung. Migräne ist einfach sehr dankbar dafür, weil man sie nicht sieht. Das ist die Gefahr einer unsichtbaren Krankheit: sie kann benutzt werden. Die ganze Familie sorgt sich dann um die betroffene Person, welche gerne in der Rolle des Opfers verharrt.

Das ist kaum zu glauben, wenn man bedenkt, wie schmerzhaft die Migräne ist.

Colette: Das Problem ist, dass viele Migräniker mit der Zeit auch unter Depressionen leiden. Dieser Zusammenhang ist statistisch bewiesen. Es kommt dann etwa zu folgenden Gedanken: «Ich kann nichts dagegen tun. Ich bin hilflos. Ich bin der Krankheit ausgeliefert.» Das führt zu einer Opferhaltung. Es kommt zu einer Kombination von Angst und Schuldgefühlen. Das ist auch verständlich: Wenn man sechs Tage lang unter Migräne leidet, bekommt man Angst. Dazu verliert man oft seine Freunde, weil man sich isoliert. Ich habe mich auf meine Art auch isoliert. Aber ich habe dafür an Selbstbewusstsein gewonnen. Und ich hatte eine grosse Portion Glück mit meinem Partner und meinem Freundeskreis, die mich tragen. Dazu kommt wohl meine Charaktereigenschaft, den Blick nach vorne zu richten. Das hat mir enorm geholfen. Das Schwierigste ist meiner Meinung nach, dazu zu stehen! Es ist schwierig, diese Krankheit zu akzeptieren und zu lernen, einiges zu verändern, Selbstkritik auszuüben und es zu verstehen. Aber: Das, was für mich das Schwierigste war, empfinde ich im Nachhinein als das Schönste.

Colette erledigt einen kurzen Telefonanruf, um ihren nächsten Termin zu verschieben. Wie sie selber betont, entspricht der heutige Tag nicht ihrem neuen Lebensstil. Sie hat gelernt, Stress zu vermindern und sich mehr Zeit für sich selbst zu nehmen. Trotzdem kann man ab und zu eine Ausnahme machen – schliesslich ist das Leben nicht vollkommen planbar.

Tinnitus – die Fakten

Was ist Tinnitus?

Unter der Wahrnehmungsstörung «Tinnitus» versteht man Ohrengeräusche, welche dauerhaft oder sporadisch auftreten. Die Geräusche werden subjektiv unterschiedlich wahrgenommen. Viele Menschen leiden unter schwachen Ohrengeräuschen, die hauptsächlich in der Stille und in der Nacht hörbar sind. Tinnitus kann jedoch so stark auftreten, dass die Lebensqualität nachhaltig beeinträchtigt wird. Die psychische Belastung ist bei Tinnitus mindestens ebenso gross wie die effektive Störung durch die Ohrengeräusche. Typisch ist das fehlende Verständnis der Umwelt, nicht zuletzt auch deshalb, weil die Symptome und die damit verbundene psychische Belastung für Nichtbetroffene kaum oder gar nicht nachvollziehbar sind.

Symptome

Das Hauptsymptom ist ein Ohrengeräusch, das individuell als Pfeifen, Sausen, Klingeln, Summen, Zischen, Knarren, Klopfen oder Rauschen auftritt. Da das Gehör geschädigt ist, kommt es meist zu Schwerhörigkeit und anderen Hörproblemen, zum Beispiel zu einer Hyperakusis (Überempfindlichkeit auf Geräusche und Lärm). Von einer Menière-Krankheit spricht man, wenn zusätzlich Drehschwindel, Schwerhörigkeit, Erbrechen sowie Druckgefühle im Ohr dazukommen. In vielen Fällen wird Tinnitus chronisch; allerdings sollte die anfängliche Intensität nach 6 bis 20 Monaten etwas nachlassen.

Ursachen

Jeder dritte Tinnitus wird von einer Schädigung der feinen Hörzellen durch Lärm, Knall oder toxische Einflüsse (zum Beispiel Medikamente) ausgelöst. Auch eine Durchblutungsstörung oder ein Hörsturz kommen als Ursache in Frage. Unter einem Hörsturz versteht man eine einseitige Höreinbusse oder Taubheit, verbunden mit Ohrgeräuschen. Der Hörsturz kann plötzlich, aus unbekannten

Gründen, auftreten. Neben der Menière-Krankheit kommen diverse Krankheiten oder Schädigungen des Schädels als Auslöser in Frage; Beispiele sind Unfälle im Zahn-Kieferbereich oder der (Hals-)Wirbelsäule. Auch Stress wird als Auslöser des Hörsturzes diskutiert.

Häufigkeit

Die Angaben zur Häufigkeit von Tinnitus sind unterschiedlich. Der Grund dafür liegt unter anderem in einem Mangel an wissenschaftlich durchgeführten Zählungen. Zwischen 4 und 8 Prozent der Bevölkerung leiden unter chronischen Ohrgeräuschen.

Auswirkungen von Tinnitus

Betroffene sind je nach Intensität der Symptome in ihrer Arbeits- und Leistungsfähigkeit eingeschränkt. Schlafschwierigkeiten, Konzentrationsmangel und sozialer Rückzug, aber auch eine Beeinträchtigung der räumlichen Orientierung gehören zu den typischen Folgen. Chronischer Tinnitus (ab etwa 3–6 Monaten) führt zu einer Einschränkung der Lebensqualität und zu einer psychischen Belastung, welche sich in der Entwicklung von Depressionen oder Ängsten ausdrücken kann.

Behandlung

Beim akuten Tinnitus muss innert 48 bis 72 Stunden ein Hörtest erfolgen. In der Behandlung des chronischen Tinnitus wird hauptsächlich die Hörtherapie mittels Hörgerät und Noiser (Geräuschgenerator) eingesetzt, um den Tinnitus erträglicher zu machen. Daneben helfen diverse Entspannungsmethoden, mit der veränderten Wahrnehmung klar zu kommen. Wer unter psychischen Folgen leidet, sollte psychotherapeutische Hilfe annehmen.

Komplementäre Heilmethoden

Akupunktur, Homöopathie und Fussreflexzonenmassage sowie Sauerstofftherapie gehören zu denjenigen Behandlungsmethoden, die in einigen Fällen Erleichterung bringen. Auch Musik- und Bewegungstherapie haben sich schon bewährt.

Wie gehe ich am besten mit Tinnitus um?

Bewährt hat sich das 3-Säulen-Tinnitus-Rehabilitationsprogramm. 1. Säule: Der Tinnitus muss ärztlich abgeklärt werden. 2. Säule: In der Hörgerätakustik wird das Hörgerät und/oder der Noiser angepasst. Betroffenen wird empfohlen, sich sehr genau über das Krankheitsbild zu informieren, damit eine überhöhte Erwartungshaltung gegenüber den Therapeuten, aber auch unnötige Ängste vermieden werden können. 3. Säule: Betroffene sind aufgefordert, ihren Allgemeinzustand zu verbessern, um den Tinnitus möglichst neutral in ihr Leben zu integrieren. Er darf nicht zum Mittelpunkt des Lebens werden. Bezugs- und Fachpersonen sollten zur Unterstützung beigezogen werden; Lärm, aber auch absolute Stille sollten vermieden werden. Bei der Tinnitus-Liga sind nützliche Informationen und Anregungen zum weiteren Vorgehen erhältlich; eine Kontaktaufnahme lohnt sich. Ziel der Tinnitusbewältigung ist es, die Ohrgeräusche in das Unbewusste abtauchen zu lassen. Die Tinnitus-Selbsthilfegruppen haben erfahrungsgemäss einen hohen therapeutischen Wert.

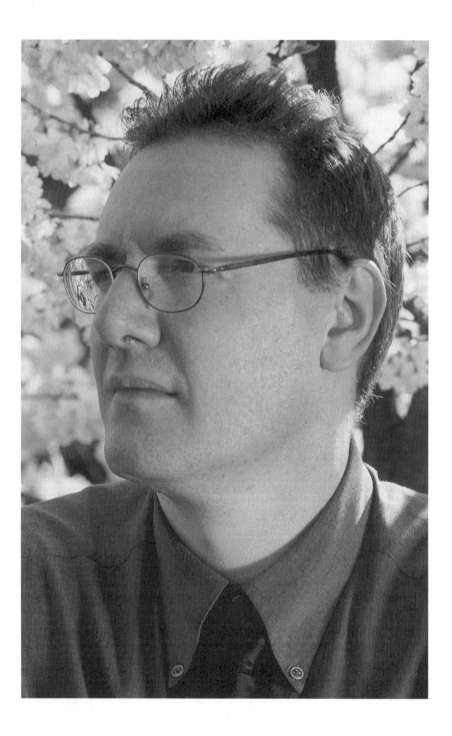

Daniel und Marianne: «Der Tinnitus hat uns noch enger zusammengeschweisst»

Seit fast zehn Jahren lebt Daniel mit Tinnitus im linken Ohr. Durch einen plötzlich aufgetretenen Hörsturz erlitt er eine Gehöreinbusse und muss seither mit ständig vorhandenen Geräuschen leben. Seine Frau Marianne begleitet ihn seit dem Ausbruch der Erkrankung durch alle Hochs und Tiefs. Auf intellektuellem Wege hat es der 43jährige Kunstvermittler schliesslich geschafft, sein Hörproblem aktiv zu bewältigen.

Marianne: Im April 1991 sind wir in eine Wohnung eingezogen, die direkt an einer stark befahrenen Strasse lag. Jeweils zwischen fünf und sechs Uhr morgens vibrierte unser Schlafzimmer buchstäblich, wenn die grossen Lastwagen vorbeidonnerten.

Daniel: Wir beide sind absolute Autogegner. Ich empfand es als Belästigung, wenn die Scheinwerfer bis ins Schlafzimmer hinein leuchteten. Eines Morgens – es war im Juni desselben Jahres – wachte ich kurz nach fünf Uhr mit einem tiefen Dröhnen und Brummen im Ohr auf. Ich weckte Marianne auf und merkte, dass ich unglaubliche Schwindelgefühle verspürte. Aus dem Bett aufzustehen, ohne mich festzuhalten, war mir unmöglich. Ich wusste nicht, was los war. Als ich versuchte, den Notfallarzt anzurufen, funktionierte unser Telefon nicht. Ich hörte keinen Summton. Erst nach einer Weile realisierte ich, dass ich auf dem linken Ohr nichts hörte. Als ich den Hörer ans andere Ohr hielt, konnte ich mit dem Arzt telefonieren.

Was hat Ihrer Meinung nach den Hörsturz verursacht?

Daniel: Ich erlitt den Hörsturz kurz nach fünf Uhr morgens. Das war eine Uhrzeit, in der ich mich in einem Halbschlaf befand und zugleich der Strassenverkehr sehr stark war. Der Autolärm war für mich absolut negativ besetzt, ich empfand ihn als akustische Aggression. Ich denke, das hat bei mir eine Sicherung herausgeworfen. Vielleicht war mein Gehör bereits von früher, aus meiner Jazzkellerzeit, lädiert. Rein medizinisch vergleicht man die Entstehung eines Hörsturzes mit einem Herzinfarkt. Die Durchblutung funktioniert nicht mehr richtig, weshalb Betroffene dann blutverdünnende Medikamente erhalten.

War das Gefühl im Ohr schmerzhaft?

Daniel: Es war einfach wahnsinnig laut. Es war wie ein Vibrieren, nicht bloss ein Ton. Nur der Drehschwindel war nach einigen Stunden verschwunden. Der Notfallarzt war ein Allgemeinpraktiker. Er hatte von Tinnitus keine Ahnung und dachte, ich hätte einen Pfropfen im Ohr. Deshalb spülte er mein Ohr aus. Danach hätte ich wieder hören sollen, was jedoch nicht der Fall war. Er ging wohl davon aus, dass es sich um eine Folge einer Erkältung handelte und gab mir Alca-C und Kaugummi, um den Druck auszugleichen. Am selben Tag fuhr ich nach Bern an die Universität. Ich erinnere mich genau: Es war der 14. Juni, der Frauenstreiktag, und die Stadt war voller Musikbands. Da fiel mir zum ersten Mal auf, dass ich nicht hören konnte, woher die Musik kam. Meine räumliche Orientierung war gestört. Trotzdem betrachtete ich mein Problem eher als Kuriosum.

Marianne: Du hättest ja auch nicht gedacht, dass du links überhaupt nichts mehr hörst. Du hast jedenfalls keinen Hörtest durchgeführt.

Daniel: Ja. Ich habe einfach mit dem gesunden Ohr kompensiert. So wie ich mich kenne, habe ich am ersten Tag bestimmt noch herumgescherzt, im Stil von: «Ich habe heute mein Gehör verloren» oder so ähnlich. Am folgenden Sonntag habe ich mich jedoch bei meiner Jazzband für die Proben am Montagabend abgemeldet. Ich erklärte mein Problem und sagte, dass ich ganz konfus sei. Einer meiner Kollegen wies mich dann als Erster darauf hin, dass ich wohl einen Hörsturz erlitten hätte und sofort ins Spital gehen sollte. Das fuhr mir ziemlich stark ein, sodass ich gleich mit dem Notfalldienst im Spital telefonierte. Der verwies mich an den Ohrenarzt, der mich sehr lange und gründlich mittels verschiedener Verfahren untersuchte. Mit der Lautstärke eines Düsenjets wurde mein linkes Ohr geprüft – ich hörte nichts. Da verging mir das Lachen. Er sagte mir lediglich, dass ich mein Gehör unter Umständen wieder erlangen könne. Aber es sei nicht sicher und hänge auch davon ab, wie schnell ich mich erhole.

Marianne: Ich finde, er hat sich sehr vage ausgedrückt.

Daniel: Er diagnostizierte einen Hörsturz, aber ich kann mich nicht daran erinnern, dass er von Tinnitus gesprochen hat. Du hast mich dorthin begleitet, und wir gingen ziemlich verwirrt nach Hause.

Marianne: In den ersten Tagen waren wir beide in einer grossen Unsicherheit. Es war zwar nicht gerade ein Todesurteil, aber trotzdem einschneidend. Wir machten uns Gedanken, was das für die Musik hiess: Konntest du nun nie mehr musizieren oder Musik hören wie früher?

Daniel: Ich wollte dann wissen, was eine «schnelle Erholungszeit» bedeute. Der Arzt sprach von rund zwei Wochen, in denen das Gehör von alleine zurückkehren müsste. Dabei weiss ich heute, dass man sich innerhalb weniger Stunden erholen muss, damit keine Folgeschäden entstehen.

Marianne: Der Arzt vertröstete uns von Monat zu Monat, und wir hielten uns an jeder neuen Hoffnung fest.

Daniel: Ich weiss nicht, aus welchem Grunde er das gemacht hat. Tatsache ist, dass ich selber nie in diese Panik geraten bin, die ich von anderen Hörsturzpatienten kenne. Ich traue dem Arzt nicht zu, dass er das bewusst gemacht hat, sondern ich denke, dass es aus Ratlosigkeit geschah. In meinem Fall war es ein Glück, da ich den Tinnitus auf diese Weise nicht als «Todesurteil für mein Gehör» wahrnahm. Ich hätte nie im Traum daran gedacht, dass das für immer bleibt. Erst nach sieben Monaten fingen wir endlich an zu reagieren.

Man spürt, dass Daniel und Marianne den Tinnitus gemeinsam durchlebt haben, da sie sich in der Beschreibung ihrer Erfahrungen immer wieder ergänzen. Daniel ist der Impulsivere der beiden, wohingegen Marianne ihren Mann immer wieder mal bremsen muss. Das geschieht während unserem Gespräch mehrere Male mit herzlichem Lachen.

Der Marathonlauf

Daniel: Es ist natürlich schon so, dass bei 70 Prozent der Betroffenen ein Hörsturz durch Selbstheilung verschwindet. Wenn überhaupt, dann geschieht das immer ganz am Anfang. Deshalb sagen alle Ohrenärzte: «Wenn Sie gleich zu Beginn gekommen wären, hätten wir etwas dagegen tun können.» Die Richtigkeit dieser Aussage möchte ich jedoch stark anzweifeln. Entweder kommt es zur spontanen Selbstheilung oder nicht. Die medizinische Praxis ist so, dass der Hörsturz-Betroffene im Spital an eine Infusion mit blutverdünnenden Medikamenten gehängt wird.

Marianne: Hat man dich nicht gefragt, ob du auch ins Spital gehen möchtest?

Daniel: Der Arzt hat gesagt, dass es vor allem dann sinnvoll sei, jemanden ins Spital einzuweisen, wenn er in einer totalen Stresssituation stecke. Dann kann man ihn quasi stilllegen.

Verursacht es nicht auch Schuldgefühle, wenn ein Arzt sagt, dass der Patient viel früher hätte kommen sollen?

Daniel: Ja. Ich selber hatte auch Schuldgefühle. Ich war so zornig auf den Notfallarzt, der mich falsch diagnostiziert hatte. Ich verlor damals drei wertvolle Tage, bis ich endlich bei einem Spezialisten war. Man sollte vor allem deshalb sofort einen Facharzt aufsuchen, damit man sich selbst keine Vorwürfe zu machen braucht, und damit man Schlimmeres ausschliessen kann. Deshalb hat man bei mir noch eine Computertomographie des Schädels durchgeführt, um sicher zu gehen, dass ich nicht an einem Tumor litt. Das war zum Glück nicht der Fall. In regelmässigen Abständen wurden seither meine Hörkurven gemessen. Nach etwa zwei Monaten kam ich wieder in einen normalen Bereich der tieferen Tonlagen. Das Brummen, das ich am Anfang hörte, verschwand von selber, als ich die ganz tiefen Töne wieder hören konnte. Heute höre ich auf dem linken Ohr in den höheren Frequenzen ab circa 70 Dezibel. Dazu höre ich den Tinnitus als ein Gemisch von Tönen, die bis in ganz hohe Tonlagen hinauf reichen. Das ist bei jedem Tinnitus ganz unterschiedlich. Mein Gehör hat sich also ein bisschen erholt. Es ist aber dennoch so schlecht, dass ich keine Musik aus dem Walkman hören kann. Irgendwann wurden diese Hörkurvenmessungen überflüssig, weil sich nichts mehr veränderte.

Marianne: Es dauerte einige Zeit, bis das Wort «Tinnitus» das erste Mal fiel.

Daniel: Ich finde es erschreckend, wie wenig Ohrenspezialisten über diese Krankheitsbilder Bescheid wissen. Sie sind selber hilflos. Dass ein Allgemeinpraktiker darüber nicht Bescheid weiss, kann ich noch verstehen. Aber als Ohrenarzt müsste man Tinnitus und Hörstürze kennen. Viele Betroffene klagen über diesen Missstand.

Welche Hörveränderungen stören Sie denn am meisten?

Daniel: Die Höreinbusse ist das eine. Das ist nicht einmal das Schlimmste. Schlimmer ist das Ohrensausen – also der Tinnitus und die Hörempfindlichkeit. Ich bin lärmempfindlich und nehme Geräusche falsch wahr. Es ist so, als ob ein Lautsprecher die Töne verzerre; dazu kommt ein unangenehmes Zischen. Diese Geräusche machten mich lange Zeit total fertig. Zudem war die eine Gesichtshälfte wie erstarrt oder gelähmt, sie fühlte sich an, als ob sie sich zusammenziehe. Besonders schwierig wurde es für mich, wenn ich mich in einem Raum befand. Im Freien fühlte ich mich dagegen deutlich wohler. Die subjektive Empfindlichkeit kann man mit keinem Gerät messen. Der Arzt konnte mir dazu keinen Rat geben, und ich fühlte mich nicht verstanden. Das machte mich wütend.

Marianne: Man fühlt sich in dieser Situation auch total ohne Halt. Es bräuchte eine Autorität, die einem klipp und klar sagt, was man bei Tinnitus machen kann und was nicht. Es braucht eine sorgfältige Abklärung und Betreuung. Direkt gegen den Tinnitus kann man nichts machen, aber der Arzt kann helfen, Ängste abzubauen.

Daniel: Ich wäre nicht zu meinem Marathonlauf über die verschiedensten Therapiemethoden gestartet, wenn der Arzt mir genau erklärt hätte, wie Tinnitus funktioniert. Erst dank dem Buch «Tinnitus-Hilfe» von Kellerhals und Zogg habe ich erkannt, worum es eigentlich geht. Es handelt sich bei Tinnitus um ein Wahrnehmungsproblem, und deshalb nützt es in den wenigsten Fällen, wenn man sich zum Beispiel das Amalgam entfernen lässt. Ich finde es ganz wichtig, was Marianne sagt, dass es eine Autorität braucht, die richtig und umfassend aufklärt. Sonst denkt man immer: «Es muss doch irgendetwas geben, das mein Ohrenproblem heilt.» Und dann kommt ein Kollege und erzählt von seiner Tante, die gegen ihren Tinnitus diese oder jene Therapie gemacht habe. So beginnt man, all diese Möglichkeiten auch für sich auszuschöpfen. Der Marathonlauf hat mich viel Zeit und Energie gekostet. Jedes Mal bin ich in ein Loch gefallen, wenn wieder eine Hoffnung zerstört wurde. Dieses ewige Ausprobieren aller möglichen und unmöglichen Methoden kommt ja bloss daher, dass die meisten Ärzte sagen: «Da kann man nichts machen, damit müssen Sie leben lernen.» Leider erklärt einem niemand, wie man das anstellen soll. Ich engagiere mich heute in der Schweizerischen Tinnitus-Liga (SLT), wo wir Betroffenen ganz spezifische Anleitungen geben, wie man trotz oder mit Tinnitus seine Lebensqualität erhalten kann. Es ist befriedigend, etwas Nützliches vermitteln zu können, und ich empfinde es auch als eine Hilfe für mich selber.

Können Sie mir aufzählen, wohin überall Ihr Marathonlauf Sie geführt hat?

Daniel: Als von schulmedizinischer Seite keine neuen Erkenntnisse und Perspektiven zu erwarten waren, habe ich mich selbst um alternative Möglichkeiten bemüht. Das war noch im ersten Jahr. Ich finde es im Nachhinein unglaublich und auch etwas beschämend, was ich alles ausprobiert habe. Zuerst ging ich zu einem Homöopathen und begann mit Arnikaumschlägen. Als Nächstes suchte ich einen Neuraltherapeuten auf, der mich sofort zur Zahnärztin schickte. Sie testete mich auf Nahrungsmittelallergien.

Wieso wurde das von einer Zahnärztin gemacht?

Daniel: Sie hatte eine zusätzliche Ausbildung auf diesem Gebiet. Danach zog sie meine Weisheitszähne und wechselte alle Amalgam-Füllungen aus.
Marianne: Dann haben wir eine Zeitlang keine Milchprodukte und keinen Weizen mehr gegessen.

Haben Sie als Partnerin die Nahrungsumstellung mitgemacht?

Marianne: Wenn man zusammen isst, bleibt einem kaum etwas anderes übrig. Natürlich habe ich Butter aufs Brot gestrichen. Aber beim Kochen achtete ich darauf, nichts zu verwenden, was er nicht essen durfte.

Daniel: Dann habe ich eine Strahlenschutzdecke gekauft. Alles in allem war das ein riesiger finanzieller Brocken. Ich ging parallel zur Zahnärztin und zum Neuraltherapeuten. Er spritzte mir sämtliche Narben an, die ich mir früher am Kopf zugezogen hatte. Das hat alles nichts gebracht.

Marianne: Aber auch dieser Therapeut hat uns gegenüber nicht zugegeben, dass er nichts ausrichten konnte.

Daniel: Gerade die alternativen Heiler tun sich schwer damit, ihren Klienten gegenüber zuzugeben, dass sie nicht helfen können. Sie betonen, dass sie bereits so und so viele Tinnitus-Patienten erfolgreich behandelt haben. Da jeder Fall individuell verschieden ist, kann es tatsächlich sein, dass eine bestimmte Methode beim einen eine Besserung bringt. Aber es handelt sich dabei meistens um Einzelfälle. Damals hatte ich selber leider das Wissen noch nicht, das ich heute habe. Sonst hätte ich auf keinen Fall all dies über mich ergehen lassen. Schliesslich suchte ich sogar einen Osteopathen in Paris auf. Das ist einer, der ganz fein am Körper herumhantiert.

Marianne: Ich erinnere mich, wie du mich direkt von den Champs-Elysées aus angerufen und gesagt hast, der Tinnitus sei verschwunden.

Daniel: Das war unglaublich. Durch sachte Berührungen ist der Tinnitus Stufe für Stufe verschwunden. Ich traute kaum mehr zu atmen. Es war ein unbeschreibliches Gefühl, davon erlöst zu sein. Nach zwei Stunden kam jedoch alles wieder zurück.

War es nicht brutal, als auch diese Hoffnung zerplatzte?

Daniel: Ich hielt mich noch eine Weile lang daran fest und besuchte den Therapeuten noch einige Male in Paris, ohne eine wirkliche

Besserung zu erfahren. Er sagte mir schliesslich, dass es keinen Sinn habe, die Behandlung fortzusetzen.

Waren für Sie die Ohrengeräusche seit 1991 immer wahrnehmbar?

Daniel: Das ist der entscheidende Punkt. Ich selber behauptete, dass die Geräusche jederzeit da waren. Sogar in der Pariser Metro, einem sehr lauten Ort, nahm ich mein Ohrengeräusch lauter wahr als den Umgebungslärm. Das änderte sich erst 1993 durch die Begegnung mit der Hörgerätakustikerin aus unserer Selbsthilfegruppe.

Das war also über zwei Jahre nach Ihrem Hörsturz?

Daniel: Ja. Sie war die Erste, die mich fragte: «Ja aber, wenn du den Tinnitus immer hörst, wie ist es denn nachts? Hörst du ihn auch, wenn du schläfst?» Das war eines meiner Schlüsselerlebnisse. Da merkte ich, dass ich wenigstens während denjenigen Stunden, in denen ich schlafe, Ruhe habe. Die Hörgerätakustikerin zeigte uns ein Modell, anhand dessen man sich überlegen kann, ob es noch mehrere solcher «Inseln» im Tagesablauf gibt, auf denen man die Geräusche nicht hört. Und dem ist so: Wenn ich intensiv ein Thema diskutiere, einen spannenden Film sehe oder ein Buch lese, dann höre ich sie nicht. Obwohl ich den Tinnitus die ganze Zeit habe, nehme ich ihn nicht jederzeit wahr. Das ist die Rettung. Wenn man das realisiert, kriegt man die Kurve. Sobald ich aber an meinen Tinnitus denke, ist er wieder da. Auch jetzt ist er natürlich allgegenwärtig. Dasselbe passiert mir in der Selbsthilfegruppe.
Marianne: Solange du die Grundhaltung hattest, dass dir die Medizin oder sonst jemand helfen könnte, war keine Besserung eingetreten. Bei solchen Erkrankungen hilft eigentlich nur …
Daniel: … dass man die Angelegenheit selber in die Hand nimmt. Die ganze Zeit über hoffte ich, dass man mir den Tinnitus einfach wegnimmt. Das ist der grundlegende Irrtum, dem praktisch alle Betroffenen erliegen. Man hofft, dass jemand kommt und den Tinnitus aus einem herauszieht, wie den Korken aus der Weinflasche. Das ist eine Illusion.

Gehört das zu den wichtigen Erkenntnissen, die Sie sammeln konnten?

Daniel: Genau. Die Vorstellung von geräuschfreien Inseln und die Einsicht, dass niemand mich vom Tinnitus befreien kann, sind zentrale Momente in der Bewältigung. Fachliteratur half mir sehr viel weiter. Ich brauchte diese Aufklärung, um zu wissen, worum es genau ging. Die Selbsthilfegruppe war dann mein Wendepunkt. Dort hörte ich, dass andere Ähnliches durchgemacht hatten. Der Mensch ist viel zerbrechlicher, als ich gedacht habe. In Phasen von Stress und Belastungen, in denen es mir nicht gut geht, tritt der Tinnitus sehr dominant auf. Hörprobleme sind ja ein uraltes Phänomen, und man sagt nicht umsonst «Man hat viel um die Ohren», weil meistens eine Art von Überlastung vorliegt. Aber man kann Tinnitus trotzdem nicht einfach auf Stress zurückführen, das wäre zu einfach und stimmt so nicht.

Marianne: Wir wissen noch heute nicht, weshalb Daniel den Hörsturz erlitten hat und nun an Tinnitus leidet. Aber wir sehen das so, dass wir von vielleicht fünf Faktoren erst zwei kennen – und die anderen drei noch nicht.

Langsames Herantasten

Marianne: Ich denke, dass du am Anfang deine Geräuschempfindlichkeit als sehr einschränkend empfunden hast. Du hast das Haus kaum mehr verlassen.

Wie arrangierten Sie sich denn bei der Arbeit?

Daniel: Das konnte ich gut einrichten, weil ich damals Student war. Eigentlich hätte ich gerne neben dem Studium als Primarlehrer gearbeitet. Aber ich realisierte bald, dass ich mit dem Tinnitus nicht mehr unterrichten konnte. Der Geräuschpegel war einfach zu hoch und ermüdete mich total. Lärm empfand ich generell als grosse Belastung. Da ich mich also nun aufs Studium konzentrierte, verbrachte ich viel Zeit zuhause. Nach meinem Hörsturz hatten wir bald eine neue Wohnung gesucht. Dort fühlte ich mich sehr wohl und ich blühte wieder etwas auf. Marianne erwähnt aber richtig, dass ich mich ziemlich stark zurückzog. Ich machte das Falsche, indem ich mich abschottete. Ich ging nicht mehr in Kneipen und hörte für eine gewisse Zeit mit der Musik auf. Ich hatte die ganze Zeit Angst, dass es beim anderen Ohr auch losgehen könnte. Eines Nachts erwachte ich ganz plötzlich, weil ich auf dem gesunden Ohr denselben Ton hörte wie auf dem kranken. Ich erschrak sehr. Marianne beruhigte mich aber und erklärte mir, dass es sich um eine Grille im Freien handelte, die fast dieselben Geräusche verursachte.

Marianne: Solche Momente gibt es immer wieder einmal, dass du Töne hörst und meinst, es sei ein zweiter Tinnitus.

Daniel: Um die Hörempfindlichkeit in den Griff zu bekommen, muss man sich allmählich wieder an Geräusche und Lärm gewöhnen. Man muss sich langsam an die veränderte akustische Situation herantasten. Für mich hiess das, dass ich mit der Zeit wieder durch den Berner Bahnhof gehen konnte, ohne mir die Ohren zuzuhalten. Oder dass ich wieder anfing, Saxophon zu spielen. Ich musste lernen, mich räumlich mit bloss einem Ohr zu orientieren. Es kommt zu einer Kompensation. Das Allerschlimmste ist, wenn man sich in die Stille zurückzieht.

Ist das eine typische Reaktion von Tinnitus-Betroffenen?

Daniel: Ja, dieser Rückzug ist fatal. Man möchte sich schonen. Dabei wird der Tinnitus in einer ruhigen Situation riesengross. Wenn er hingegen in diverse Geräusche eingebettet ist, geht es besser.

Daniel zeigt eine Vorliebe dafür, seine Ausführungen auf einem Blatt Papier skizzenhaft darzustellen. So entstehen im Laufe des Gesprächs etliche Modelle und Diagramme über Tinnitus und Hörfrequenzen. Als Betroffener hat er sich mit seiner Krankheit sowohl theoretisch als auch praktisch auseinander gesetzt und gibt seine Erkenntnisse gerne weiter, eine Neigung, die er in seinem Engagement für die Schweizerische Tinnitus-Liga sinnvoll einsetzen kann.

Marianne: Du hast aber auch heute noch Mühe, dich mit einem Ohr räumlich zu orientieren. Ich glaube nicht, dass du es vollständig kompensieren kannst.

Daniel: Das stimmt, aber es ist trotzdem viel besser als am Anfang. Ich finde es ganz wichtig, dass man bei einer Höreinbusse ein Hörgerät trägt, damit man nicht in der Stille versinkt. Man sollte unbedingt versuchen, die bestmögliche Hörqualität herauszuholen. Bei Tinnitus hat man früher mit einem sogenannten «Masker» ein Geräusch produziert, das die eigenen Geräusche vollständig überdeckt hat. Aber jetzt ist man davon abgekommen, weil der Tinnitus fast unerträglich wird, sobald dieser «Masker» abends abgestellt wird. Das, was man den ganzen Tag über verdeckt, kommt abends in voller Wucht hervor. Um diesen Effekt zu vermeiden, trägt man heute ein Geräusch-Gerät, einen «Noiser» (vom Englischen «Lärm; Geräusch»), der jedoch so eingestellt wird, dass man den eigenen Tinnitus noch leise wahrnimmt. So kann man sich besser an seine Ohrengeräusche gewöhnen. Ich selber habe auch eine Weile lang ein Hörgerät getragen. Aber danach benutzte ich es eher als Hörschutz beim Saxophonspielen. Ich überlege, ob ich nicht doch wieder ein Hörgerät tragen soll. Der Vorteil dabei wäre, dass alle Leute sofort sähen, dass ich ein Hörproblem habe.

Wäre es für Sie hilfreich, wenn man Ihnen die Erkrankung ansähe?

Daniel: Ja, das fände ich gut, weil ich mich dann nicht jedes Mal erklären müsste, wenn ich eine Person akustisch nicht verstehe. Ich selber helfe mir vor allem damit, dass ich solche Modelle, Merkzettel und Listen aufzeichne. Ich verarbeite den Tinnitus über den intellektuellen Weg. Für Menschen mit Hörproblemen ist es wichtig zu wissen, dass es Geräusche gibt, die mit positiven Gefühlen besetzt sind, und solche, die man negativ empfindet. Für das Phänomen, dass man auch ein störendes Geräusch überhören kann, gibt es im Alltag viele Beispiele. Man denke nur an die Kirchenglocken oder an den Zug, der am Haus vorbeifährt. Wir hören diese Geräusche, aber wir nehmen sie nicht mehr wahr, weil wir uns an sie gewöhnt haben. Das ist das Entscheidende: Wir nehmen nicht alles wahr, was wir hören. Das Schmatzgeräusch beim Essen und das Pochen in den Adern sind grundsätzlich hörbar, aber wir nehmen beides nicht wahr, weil es keine interessanten Botschaften sind. Solche Geräusche fallen bildlich gesprochen in den Mülleimer, der Tinnitus hingegen leider nicht. Und wenn ich den Tinnitus als Bedrohung erlebe, höre ich ihn dauernd.

Können Sie anderen Betroffenen irgendeinen Anhaltspunkt liefern, wie man lernt, mit dem Tinnitus zu leben?

Daniel: In der Schweizerischen Tinnitus-Liga und in den regionalen Selbsthilfegruppen beziehen wir uns auf das Tinnitus-Rehabilitations-Programm. Wir arbeiten mit einem «3-Säulen-Modell». Die erste Säule ist der Ohrenarzt. Er muss alles genau abklären und die Diagnose stellen. Er überweist den Tinnitus-Betroffenen in den meisten Fällen zur Akustikerin. Sie ist die zweite Säule. Bei ihr wird ein Hörgerät angepasst oder eine Hörtherapie durchgeführt. Und die dritte Säule ist der Betroffene selber. Der Tinnitus-Patient kann mit Hilfe eines Therapeuten, eines Psychologen oder einer anderen Bezugsperson versuchen, sein Wohlbefinden zu verbessern. Je besser man sich fühlt, desto leichter erträgt man den Tinnitus. Dafür ist der Betroffene selbst zuständig. Der Weg zur Wiederherstellung ist aber beschwerlich und sehr lang. Daher sollte der Tinnitus-Betroffene von kompetenten Fachleuten begleitet werden.

Marianne: Man darf nicht vergessen, dass es Menschen gibt, die sich wegen Tinnitus das Leben nehmen. Andere müssen eine IV-Rente beziehen, weil sie mit dem geschädigten Gehör nicht mehr arbeiten können. Die Verbitterung ist oft gross.

Der Balanceakt

Wie gingen Sie in Ihrer Partnerschaft mit der Krankheit um?

Marianne: Es gab verschiedene Phasen. Ich ermutigte Daniel häufig, etwas dagegen zu unternehmen, und denke, dass er, wäre er alleine gewesen, wohl nichts versucht hätte. Ich fand es wichtig, alle Möglichkeiten auszuschöpfen, bis auch mir klar wurde, dass es nichts brachte. Zu Beginn gab der Tinnitus natürlich enorm viel zu reden, weil er auch mich als Partnerin betroffen hat. Ich hatte Angst vor der Zukunft. Zum Glück befanden wir uns in einer vorteilhaften Situation ...

Daniel: ... Du hast gearbeitet, und ich konnte meinem Studium nachgehen. Ich genoss es, nach der Uni zuhause etwas für mich zu machen und die restliche Zeit mit dir zu verbringen. Das war eine Situation, die sehr hilfreich war. Leider sieht es bei den meisten Gleichbetroffenen anders aus, wenn sie ihren Job verlieren und den Wiedereinstieg nicht schaffen.

Haben Sie in Ihrer Beziehung die Unterstützung erhalten, die Sie brauchten?

Daniel: Auf jeden Fall, ja.1992 haben wir geheiratet. Das war ein Jahr nach Ausbruch meines Tinnitus, und ich empfand es als eine sehr schöne Zeit. Zudem haben wir aufgrund meiner Erkrankung eine Wohnung an einer schönen, ruhigen Lage bezogen. All das hat mir geholfen. Und in Marianne habe ich eine Partnerin, die mir die bestmögliche Unterstützung gibt.

Was finden Sie als Partnerin an Daniels Erkrankung schwierig?

Marianne: Ich finde es schwierig, mit seinem Hörverlust umzugehen. Er versteht nicht immer alles, was ich sage, und hat manchmal Mühe, das zuzugeben. Ich möchte ihn meinerseits nicht als Patienten behandeln. Vielleicht muss ich noch lernen, mehr Verständnis zu zeigen und nicht ungeduldig zu werden. Anfangs musste ich aufpassen, dass ich ihn nicht zu sehr beschützte und überbehütete.

Und wie sehen Ihre Zukunftsperspektiven aus?

Daniel: Das ist eine wichtige Frage. Ich habe mir noch keine konkreten Überlegungen dazugemacht, weil es mir momentan sehr gut geht. Ich bin heute zu 40 Prozent in einem Museum in Basel tätig. Daneben arbeite ich unentgeltlich für die Tinnitus-Liga. Dieses soziale Engagement ist mein Ausgleich. Das gibt mir eine gute Balance: Manchmal kommt es zwar plötzlich zu einem Ungleichgewicht zugunsten der Tinnitus-Liga.

Marianne: Und dann bin ich diejenige, die dich bremsen muss. Da ärgere ich mich manchmal schon. Obwohl ich dein Tun unterstütze, hat es seine Grenzen.

Daniel: Ich brauche dieses Engagement als Krankheitsbewältigung. So, wie ich mich jetzt fühle, habe ich eine wunderbare Lebensqualität.

Marianne: Krise als Chance klingt immer so schön. Und ich finde, es gibt tatsächlich positive Aspekte an deiner Erkrankung. Wenn du diesen Hörsturz nicht gehabt hättest, wäre ich noch intensiver in meinen sozialen Beruf eingestiegen. Aber so wusste ich, dass ich auch zuhause gebraucht werde.

Daniel: Und eindeutig positiv ist auch, dass wir als Paar sehr viel Zeit miteinander verbracht haben. Weil ich den Tinnitus im Freien weniger störend empfand, gingen wir sehr oft zusammen spazieren und konnten über alles reden. Der Tinnitus hat uns noch mehr zusammengeschweisst. Durch ihn haben wir gelernt, unser Leben so einzurichten, dass wir uns wohl fühlen.

Daniel wollte sich eigentlich zu Beginn unseres Gespräches links von mir hinsetzen, um sich mit seinem gesunden Ohr mir zuzuwenden. Spontan nahm er aber schliesslich auf der anderen Seite Platz, und ich hatte keinen Augenblick lang den Eindruck, dass er mich oder seine Frau akustisch nicht verstehen konnte. Wie er selbst beschreibt, ist dies das Resultat jahrelanger Übung und Gewöhnung, mit einem teilweise geschädigten Gehör zu leben.

Krankheitsbewältigung

Leben mit einer unsichtbaren Krankheit

Gesund sein trotz Krankheit

Eine lang andauernde Erkrankung, sei sie körperlicher oder psychischer Natur, ist eine grosse Belastung für jeden Betroffenen. Trotz neuster medizinischer Technologien und hoch entwickelter Therapien können manche Krankheiten nicht geheilt werden. Im Gegenteil: Sie verursachen in den meisten Fällen eine Anzahl neuer Probleme, die man zusätzlich bewältigen muss. Mögliche Folgen einer chronischen Erkrankung sind Stigmatisierung und soziale Isolation, Abhängigkeit von anderen und Ausschluss aus dem öffentlichen Leben. Eine chronische Erkrankung bringt das Gleichgewicht von Körper, Geist und Seele durcheinander.

Bei einigen Völkern ist es üblich, dass der ganze Kreis der Familie, manchmal sogar die ganze Dorfgemeinschaft an den Behandlungszeremonien teilnimmt. Alle sind Zeugen der Ausmerzung des krankmachenden Geistes und steuern mit ihrer Suggestivkraft zu dieser bei. Bei uns gilt Krankheit als Privatangelegenheit, die zuerst einmal anonymisiert wird. Die Schweigepflicht der Fachleute, die sogar gegenüber den Angehörigen eingehalten werden muss, zeugt davon. Indem das soziale Umfeld nicht informiert wird, geht ein grosser Teil an sozialer Unterstützung verloren, ausser der Patient erzählt von seinen Problemen oder bevollmächtigt seinen Arzt dazu. Der Kranke steht zuerst einmal ganz allein da mit seinen Gedanken und Gefühlen. Nur wer selbst die Initiative ergreift und sich anderen mitteilt, hat eine Chance auf Unterstützung.

Generell sollte man weniger von Krankheit reden, sondern von Gesundsein unter bestimmten Bedingungen. Auch chronisch Kranke haben einen allgemeinen Gesundheitszustand; er ist jedoch dauerhaft von ihrer Krankheit geprägt. Es ist wichtig, den Menschen hinter der Krankheit zu sehen – und sich nicht von ihr die Sicht verdecken zu lassen. Ein Kranker fühlt, denkt, handelt und plant fast genau gleich wie eine gesunde Person. Würde diese berücksichtigt, würden mehr Menschen mit Krankheit oder Behinderung in die Gesellschaft integriert, als dies heute der Fall ist.

Interessanterweise gehörte bis zum Anfang des 19. Jahrhunderts die «Gesundheitslehre» ebenso zur Medizin wie die «Krankheitslehre». Trotz der modernen Medizin darf heute der Erhalt der Gesundheit nicht vergessen werden. Gesundheitsförderung und Prävention werden denn auch wieder überall propagiert. Jeder Einzelne kann etwas dazu beitragen, denn ein gesunder Lebensstil kann das Krankheitsrisiko vermindern.

Die Gegenüberstellung von Assoziationen zu Gesundsein und Kranksein verdeutlicht, weshalb letzteres so stark negativ belastet ist. Es handelt sich hier um Begriffe, die man gemeinhin – und oft unberechtigterweise – mit den beiden Zuständen in Verbindung bringt. Bei all den psychischen und sozialen Folgen, die sich zu den Symptomen einer Krankheit gesellen, ist es kein Wunder, dass deren Bewältigung ein schwieriger Prozess ist.

Ich bin gesund	Ich bin krank
Glück	Unglück
Lebensqualität	Verzweiflung
Selbstständigkeit	Abhängigkeit
eigenes Verdienst	eigenes Versagen
Integration	Isolation
Selbstbestimmung	Fremdbestimmung
soziales Ansehen	Mitleid
normal	nicht normal

Warum ist das so? Kranksein löst Angst aus – vor Einschränkungen des Lebensalltags, vor Schmerz und Tod. Es macht traurig, weil man das frühere Leben verabschieden muss. Das Selbstbild wird gezwungenermassen verändert. War man früher stark, aktiv und autonom, so fühlt man sich jetzt geschwächt, passiv und abhängig. Man muss einen neuen Lebensplan erstellen – ob man will oder nicht. Kranksein fordert ein hohes Mass an Anpassungsvermögen und Frustrationstoleranz. Obwohl Ihre Krankheit zu Beginn Ihr ganzes Leben dominiert, sollten Sie sich bewusst sein, dass sich diese Situation wieder ändern kann. Es kommt dabei zu einem grossen Teil auf Ihre Bereitschaft an, aktiv daran mitzuarbeiten. Sie entscheiden, ob die Krankheit die Dominanz behält oder ob sie diese Stellung aufgeben muss, zugunsten anderer Dinge, welche Ihre Lebensqualität erhöhen. Alles, was Ihre Freude am Leben fördert, wirkt sich positiv auf Ihren Gesundheitszustand aus. Überlegen Sie, welche Ressourcen Sie anzapfen könnten: Unterstützung von aussen, aber auch persönliche Fähigkeiten helfen, ein gewisses Mass an Lebensfreude wieder zu erlangen und zu erhalten. Was ist in Ihrem Leben ausser der Krankheit auch noch wichtig? Sind es bestimmte Beziehungen, eine Aufgabe oder ein Hobby, bestimmte Interessen oder religiöse und spirituelle Themen? Vielleicht lernen Sie während des Krankseins viel Neues über sich selbst und Ihren Körper? Versuchen Sie, nicht dauernd an den Verlust geliebter Dinge und Aktivitäten zu denken, sondern bemühen Sie sich zu erkennen, was Sie dafür an Neuem gewinnen. Die Krankheit ist zwar ungeheissen in Ihr Leben getreten, aber sie ist eine Realität. Es liegt nun zu einem grossen Teil an Ihnen und Ihrem sozialen Umfeld, das Beste daraus zu machen.

Sich aufgrund einer Erkrankung ein gewisse Zeit lang gehen zu lassen, kann angebracht sein. Manchmal braucht man eine Art Pause im Leben. Aber diese Pause sollte wieder ein Ende haben, weil das Leben weitergeht. Ein Mensch entwickelt sich auch während seines Krankseins weiter. Es ist ein Unterschied, ob man bereit ist, am Prozess mitzuwirken oder ob man den Zustand als solchen hinnimmt und darin erstarrt. Wer darauf wartet, dass jemand kommt und ihn aus diesem Zustand erlöst, landet in Hoffnungslosigkeit und Verbitterung. Man hat – etwas pointiert formuliert – die Wahl zwischen Resignation und dem aktiven Weg nach vorne. Dazwischen gibt es natürlich noch einige weitere Bewältigungsstrategien.

Das aktive Gestalten des eigenen, neuen Lebens sollte zukunftsorientiert und realistisch angegangen werden. Wichtig ist, die mit diesem Prozess verbundenen Emotionen an sich selber wahrzunehmen und nach aussen mitzuteilen. Es gibt verschiedene Möglichkeiten, das zu tun: durch Aufschreiben oder Malen, durch Musizieren oder Sport, durch Boxen in ein Kissen oder durch Weinen. Aggressive Formen, etwa verbale Angriffe gegen andere Menschen oder gar Handgreiflichkeiten, sollten vermieden werden. Sie lösen das Problem nicht. Sie führen lediglich in einen Teufelskreis: Wer anderen gegenüber aggressiv ist, erntet ebenfalls Aggression oder zumindest Ablehnung – anstatt die dringend benötigte Unterstützung. Falls Sie dennoch in einen solch negativen Strudel geraten sollten, empfiehlt es sich, eine Fachperson, zum Beispiel eine Psychologin, beizuziehen, die Sie in der Verarbeitung Ihrer Gefühle begleiten kann.

Wo Heilung nicht möglich ist, steht trotzdem ein breites Spektrum von Hilfen zur Verfügung. Nicht nur individuelle Begleitung und Betreuung, sondern auch konkrete Möglichkeiten der Symptomverminderung können in Anspruch genommen werden. Machen Sie sich bewusst, dass Sie in der Bewältigung Ihrer Erkrankung nicht alleine sind. Eine Vielzahl von Personen und Institutionen ist in den Prozess involviert. Es liegt an Ihnen, zusammen mit Ihrem Arzt und Ihren Angehörigen das für Sie passende Bewältigungsnetz aufzubauen.

Neben medizinischem Fachpersonal (Arzt/Ärztin, Physiotherapeut/in, Pflegepersonal, Ergotherapeut/in usw.) leisten psychologische (Psychiater/in, Psychologe/in) und alternative Fachpersonen (Homöopath/in, Akupunkteur/in usw.) professionelle Hilfe. In Patientenorganisationen und Selbsthilfegruppen erleben Sie Solidarität und erhalten Sie wichtige Informationen. Die Sozialversicherungen und Ihr Arbeitgeber sind gesetzlich zu bestimmten Unterstützungsleistungen verpflichtet, die von Fall zu Fall variieren. Und nicht zuletzt sind es Ihre Familie, Ihre Verwandten und Mitarbeiter, Ihr Freundeskreis und Ihre Nachbarn, die für Sie da sind.

Unsichtbare Leiden

Wenn der Wert eines Menschen in seiner Leistungs- und Erwerbs-fähigkeit, in seinem Aussehen, in der Anzahl sozialer Kontakt, seiner körperlichen Unversehrtheit und seinem Aktivitätsniveau besteht, dann kann Krankheit nur eine Verminderung des eigenen Wertes be-deuten. Logisch, dass das Selbstbewusstsein dabei kaputt geht. Dies zu überwinden, ist nicht einfach. Sowohl Betroffene als auch An-gehörige und Fachpersonen müssen umdenken und lernen, den Zu-stand des Krankseins als eine Lebensform von vielen wahrzunehmen und zu akzeptieren.

Für den Patienten ist das eine Problem dabei die Krankheit selber, die von Symptomen, Ängsten und Einschränkungen geprägt ist. Das andere Problem ist die Schwierigkeit, mit der Krankheit so normal wie möglich zu leben, also als Mensch mit seiner Würde, seinen Rechten und Pflichten akzeptiert zu werden. Unsere Gesellschaft er-schwert dies: Wer krank ist, dem wird kein normales Leben zuge-standen. Er wird zwar fürsorglich behandelt und manchmal sogar von allem entlastet, was zu einem normalen Leben gehört. Anderer-seits wird ihm aber auch die Teilhabe daran verunmöglicht. Das zeigt sich insbesondere an öffentlichen Einrichtungen, die nicht behinder-tengerecht gestaltet sind, und an der oft mangelnden finanziellen Unterstützung. Gerade letztere spielt häufig eine grosse Rolle. Die meisten chronisch Kranken werden zusätzlich durch Geldsorgen be-lastet und behindert. Wer chronisch krank ist und auf die Hilfe an-derer angewiesen ist, fällt leicht durch das soziale Netz und erhält einen Sonderstatus.

«Behinderung, Beeinträchtigung, Krankheit sind nicht klar vonei-nander zu trennen. Sie bedeuten aber stets für die jeweils Betroffenen erhebliche gesellschaftlich bedingte Stigmatisierung, Beeinträchtigung und Ausgrenzung. Darunter kann die Psyche des Menschen oft mehr leiden als unter körperlichen Schmerzen und behindernden Schwierig-keiten» (Neumann 1995, 12).

Wir sprechen hier von der Stigmatisierung kranker Menschen. Dazu kommt es dort, wo eine chronische Krankheit entweder auf In-toleranz, Ablehnung, Angst und Unverständnis oder auf Demüti-gung, Überbehütung und Mitleid stösst. Wenn das Umfeld die

Krankheit nicht versteht, ernst nimmt und akzeptiert, werden Betroffene als unglaubwürdig oder als Simulanten hingestellt. Von ihnen wird gefordert, dass sie sich bestmöglich mit ihrer neuen Lebenssituation arrangieren. Gleichzeitig werden rasch einmal Urteile über sie gefällt: «Frau F. ist bestimmt nicht so schwer krank, dass sie nicht arbeitsfähig wäre», «Wenn sich J. so gut amüsieren und an öffentlichen Anlässen teilnehmen kann, täuscht er seine Krankheit doch nur vor» oder «Herrn P.s Ehefrau will sich mit ihrer angeblichen Krankheit bloss wichtig machen». Die Palette solcher Aussagen ist breit. Jeder chronisch kranke Mensch hat Ähnliches bereits über sich ergehen lassen müssen oder es von dritter Seite zugetragen bekommen – insbesondere dann, wenn er oder sie an einer unsichtbaren Krankheit leidet.

Interessanterweise wünschen sich die meisten Betroffenen, eine für alle sichtbare Krankheit zu haben. Sie wären froh, sich im Rollstuhl oder mit Gips zeigen zu können. Das ist natürlich nur symbolisch gemeint. Es geht nicht darum, Rollstuhlfahrer um ihre schwere körperliche Schädigung zu beneiden. Vielmehr soll darauf hingewiesen werden, dass unsichtbar Kranke kein Stigma haben. Das Wort «Stigma» kommt aus dem Griechischen und bedeutet nichts anderes als «Zeichen». Mit einem erkennbaren Zeichen werden Betroffene als Kranke wahrgenommen und akzeptiert. Ein Stigma verleiht eine Art Legitimation. Da aber Menschen mit unsichtbarer Erkrankung ohne ein solches Zeichen leben müssen, sind sie in besonderem Masse auf das Verständnis und das Einfühlungsvermögen ihrer Umwelt angewiesen. Die folgenden Hinweise sollen helfen, dieses Verständnis zu fördern:

- Menschen, die an einer unsichtbaren Krankheit leiden, sind weder Simulanten noch wehleidig.
- Auch Krankheiten psychischen Ursprungs müssen als solche ernst genommen und behandelt werden.
- Wer an einer Krankheit leidet, hat selber keine Schuld daran. Auch wenn eine gewisse Prävention das Erkrankungsrisiko senken kann, kann kein Mensch für seine Erkrankung verantwortlich gemacht werden.
- Es ist wichtig, jede Krankheit, also auch eine unsichtbare, zu ak-

zeptieren. Der Betroffene selber muss sich dieser Aufgabe stellen. Aber auch Angehörige und Fachleute sind gefordert, den Kranken ernst zu nehmen und die krankheitsbedingten Veränderungen bestmöglich anzuerkennen.

- Es hilft nichts, von kranken Menschen zu verlangen, dass sie sich zusammenreissen. Erstens sind sie dazu tatsächlich nicht in der Lage und zweitens werden so nur Schuldgefühle verursacht.

- Über negative Gefühle und Gedanken sollte der Kranke offen sprechen dürfen. Bei Selbstmordgefährdung soll der Betroffene direkt angesprochen werden. Fühlen sich Angehörige unsicher, sollten sie unbedingt das Gespräch mit dem behandelnden Arzt suchen.

Trauerprozesse

Wer krank ist, hat ein Stück Gesundheit verloren. Und da Gesundheit eines unserer kostbarsten Güter ist, wird ein solcher Verlust nicht auf die leichte Schulter genommen. Manche sprechen von einem Schicksalsschlag. Es ist etwas Schlimmes eingetroffen, das man weder bewusst herbeigeführt noch sich gewünscht hat. Wir sind psychisch so strukturiert, dass wir um alles, was wir verlieren, in irgendeiner Weise trauern. Natürlich sind Form, Intensität und Dauer der Trauer bei jedem Menschen anders.

Was heisst Trauern? Trauer ist ein Gefühl, das uns befällt, wenn wir etwas verlieren, das uns viel bedeutet hat. Wir trauern um Menschen und Güter. Parallel zum Gefühl der Trauer tauchen auch Gefühle des Kummers, der Angst, der Wut und der Schuld auf. Wenn wir das Gefühl der Trauer zulassen können, treten wir in einen Trauerprozess ein. Wenn wir das Gefühl hingegen unterdrücken, es verdrängen und verleugnen, wird es in unserem Unbewussten deponiert. Bildlich formuliert, landet es quasi auf einer Art Komposthaufen. Wenn es lange dort liegen bleibt, fängt es an Gase zu bilden, die plötzlich explodieren können. Anders gesagt: Unterdrückte Gefühle, die lange Zeit nicht verarbeitet werden, können zu psychischen Erkrankungen führen. Erst in intensiver therapeutischer Arbeit lassen sich die belastenden Ereignisse im Nachhinein aufarbeiten.

Ein Trauerprozess ist schmerzhaft und geht nur langsam voran. Dabei lernen wir jedoch, den Verlust zu akzeptieren und auch ohne das Verlorene weiterzuleben. Was uns bleibt, ist die Erinnerung an das Gute. Einen Trauerprozess zu beschreiten hat den Vorteil, mit der Vergangenheit einen inneren Frieden schliessen zu können. Erst dann ist man fähig, sich der Zukunft zu stellen.

Ein Trauerprozess lässt sich in verschiedene Stadien unterteilen. Hier eine Zusammenfassung:

I. Eingangs-Stadium
- Ungewissheit   Was ist eigentlich los …?
- Gewissheit   Ja, aber das kann doch gar nicht sein …?
II. Durchgangs-Stadium
- Aggression   Warum gerade ich …?

- Verhandlung   Wenn … dann muss aber …?
- Depression   Wozu …? Alles ist sinnlos …?

III. Ziel-Stadium

- Annahme   Ich erkenne jetzt erst …!
- Aktivität   Ich tue das …!
- Solidarität   Wir handeln …!

(nach E. Schuchardt. Vom Gesund-Sein der Kranken, 1991)

Wie soll man mit einer Situation leben lernen, die nicht lebbar scheint? Statt von Trauerprozess könnte man auch von Krisenverarbeitung, von Bewältigungsprozess sprechen, denn der Ablauf ist immer derselbe. Bewältigungsprozesse dauern oft ein Leben lang und können manchmal nie wirklich abgeschlossen werden. Die Dauer der einzelnen Phasen kann unterschiedlich sein. Es ist auch möglich, dass man in einer Phase stecken bleibt und erst durch Hilfe oder Anstoss von aussen weiterkommt. Der Ablauf dieses Prozesses wurde in allen Kulturen und zu jeder Zeit beobachtet. Krisenverarbeitung ist ein natürliches Geschehen, das automatisch einsetzt. Therapeuten und Ärzte, aber auch Personen aus dem nahen Umfeld können den Betroffenen helfen, möglichst gut ins Zielstadium zu gelangen.

Ungewissheit   **Was ist eigentlich los …?**
Im ersten Moment ist man schockiert. Man wird mit etwas Neuem, Unbekanntem konfrontiert und weiss gar nicht, worum es eigentlich geht. Angstgefühle dominieren oder werden durch ein «So-tun-als-ob-nichts-wäre» überdeckt.

Gewissheit   **Ja, aber das kann doch gar nicht sein …?**
Die Diagnose dringt noch nicht ins Bewusstsein. Sie wird zwar sprachlich verstanden, aber nicht emotional. Man versucht, die Tatsache zu verleugnen und abzulehnen, weil man sich innerlich gegen sie wehrt. Hier besteht ein hohes Risiko, dass die medizinische Behandlung nicht richtig oder gar nicht durchgeführt wird. Der Patient ist innerlich noch nicht bereit, sich auf die Krankheit einzulassen.

Aggression   Warum gerade ich ...?

Die Bedrohung durch die unausweichliche Tatsache weckt Gefühle von Angst und Wut, die vulkanartig ausbrechen. Man wehrt sich nun auch äusserlich gegen die Krise. Aggressionen gegen Menschen, Lebewesen und Objekte werden in dieser Phase beobachtet. Das Risiko für Suizid ist nun erhöht. Es kommt häufig zu einem Kreislauf: Der Betroffene ist aggressiv gegen andere (und meint eigentlich die Krankheit), das Umfeld reagiert betroffen oder ebenfalls aggressiv. Darauf fühlt sich der Betroffenen erneut bedroht und wird wieder aggressiv ...

Verhandlung   Wenn ... dann muss aber ...?

Man beginnt, mit den Fachleuten, mit Gott und mit sich selbst zu verhandeln. Hier startet auch der Weg über zig Heilmethoden. «Wenn ich diese Krankheit habe, dann muss aber doch wenigstens dies und das möglich sein. Dann muss es trotzdem heilbar sein. Dann soll es wenigstens ein neues Medikament geben. Dann soll gefälligst die Forschung vorwärts machen. Dann soll ich wenigstens nur ganz leicht betroffen sein usw.»

Depression   Wozu ...? Alles ist sinnlos ...?

In dieser Phase ist das Gefühl der Trauer zentral. Man realisiert, das nichts mehr so ist, wie es früher einmal war. Es kommt zu depressiven Symptomen. Jede Zukunftsperspektive wird abgelehnt. «Es ist sowieso alles egal.» Es wird auch darum getrauert, was aufgrund der Erkrankung zukünftig noch aufgegeben werden muss. Es kommt zu Isolation und Abhängigkeit. In dieser Phase bleiben viele Patienten stecken; sie durchlaufen von nun an immer wieder die selben Phasen, ohne weiterzukommen, vielleicht ihr Leben lang.

Annahme   Ich erkenne jetzt erst ...!

Hier beginnt das Wahrnehmen dessen, was einem noch geblieben ist. Man ist bereit, sich damit zu arrangieren und das Leben positiv oder wenigstens «neutral» weiterzugehen. Das Hadern mit Gott, den Fachleuten und sich selber hat ein Ende gefunden, man erreicht ein Stück inneren Friedens.

Aktivität   **Ich tue das …!**

Aus der vorangehenden Phase entwickelt sich eine vorwärts gerichtete Aktivität. Man nimmt das Ganze in die Hand und tut etwas für sich und für das veränderte Leben. Nun probiert man einen veränderten Lebensstil aus und setzt Eigeninitiative ein. Man kommt aus der reinen Konsumhaltung heraus, in der man lediglich auf das Können der Medizin gebaut hat. Man packt das Ganze an und tut selber etwas für sein verbliebenes Stück Gesundsein. Man lebt bewusst trotz und mit seiner Krankheit.

Solidarität   **Wir handeln …!**

Nun beginnt man, den Blick auch auf andere zu richten. Vielleicht gründet man eine Selbsthilfegruppe oder nimmt andersweitig wieder aktiv am gesellschaftlichen Leben teil.

Bei einer unheilbaren chronischen Krankheit gibt es keine Auflösung, das Problem verschwindet nie. Der einzige Weg, der Betroffenen übrigbleibt, ist der Versuch, mit dem Unausweichlichen und scheinbar Unannehmbaren zu leben. Das klappt nur dann gut, wenn die Zielsetzung im Leben, die Einstellung zu sich selbst und zu anderen sowie die Sinngebung verändert und neu angenommen werden. Man muss sein «Anders-Sein» als neue Lebensgrundlage akzeptieren. Erst dann ist man fähig, aktiv am Leben und an der Gesellschaft teilzunehmen. Dann hat einen die Welt wieder.

Bewältigungsstrategien

Bewältigung ist das Bemühen, mit einer schwierigen Situation fertig zu werden. Im alltäglichen Sprachgebrauch wird Bewältigung meist als das Gelingen der Bemühungen interpretiert, doch eigentlich sagt der Begriff noch nichts über Erfolg oder Misserfolg aus. Bewältigung ist gekennzeichnet durch die Anstrengung, die es braucht, um die Balance zwischen der Innenwelt einer Person und der Aussenwelt wieder herzustellen. Krankheitsbewältigung kann man als das (innere) Verarbeiten einer Krankheit betrachten. Dabei muss oft auch ein Teil der Vergangenheit bewältigt und zugleich das aktuelle Geschehen mit einbezogen werden. Ob die Bewältigung positive oder negative Folgen nach sich zieht, hängt von diversen Faktoren ab. Eine positive Bewältigung vermindert die Belastung oder eliminiert sie sogar ganz. Eine negative Bewältigung kann die Belastung nicht vermindern oder verstärkt sie sogar.

Ein Bewältigungsprozess läuft grundsätzlich in zwei Schritten ab: Zuerst wird die Situation beurteilt, danach wird über die nötigen Konsequenzen entschieden. Eine körperliche oder seelische Veränderung, die zum Beispiel durch Krankheit oder Unfall eintritt, wird als Schaden oder Verlust wahrgenommen. In der subjektiven Beurteilung wird zwischen Bedrohung und Herausforderung gewählt. Erwarteter zusätzlicher Schaden wird als Bedrohung empfunden. Eine Herausforderung beinhaltet die Chance und das Ziel, die Situation positiv zu bewältigen.

1. Schritt Beurteilung

Wie bedrohlich ist die Situation für mich?
Muss überhaupt etwas unternommen werden?
Muss schnell reagiert werden oder kann ich mir Zeit lassen?
Welche Ressourcen stehen mir zur Verfügung?
Wie sehen deren Vor- und Nachteile aus?
Welche Folgen hat die Bedrohung, der Schaden, der Verlust
oder die Herausforderung?
Was ist das Schlimmste, was passieren könnte? (Worst-case-Szenario)
Nach der Einschätzung der Situation muss ich mir Gedanken darüber machen, was ich konkret unternehmen kann und will.

2. Schritt Konsequenzen

Welche Möglichkeiten habe ich (z.b. schulmedizinische und alternativmedizinische)?

Welche Vor- und Nachteile haben diese?

Welche Informationen kann ich wo beziehen?

Welche Personen und Institutionen können mir bei der Wahl der Möglichkeiten behilflich sein?

Welche sozialen und persönlichen Ressourcen stehen mir zur Verfügung?

In welcher Reihenfolge werde ich die Möglichkeiten wahrnehmen?

Wo beginne ich als erstes?

Zu den am häufigsten beobachteten Bewältigungsstrategien zählen folgende: Der Betroffene unternimmt ausserordentliche Anstrengungen, um nach aussen das selbe Bild wie bisher abzugeben. Er versucht, seine Krankheit zu verstecken, um nicht ausgegrenzt zu werden oder um seinen Job zu behalten. Eine andere verbreitete Form ist die soziale Isolation. Man zieht sich unweigerlich zurück, wenn es einem schlecht geht; interessanterweise ist dieses Phänomen auch in der Tierwelt zu beobachten. Beim Menschen führen Isolation oder Rückzug aber zu Einsamkeit und Ausschluss aus dem öffentlichen Leben. Isolation kommt auf zwei Wegen zustande:

- Die kranke Person zieht sich selber zurück, weil sie unter ihren Symptomen leidet, keine Energie und Kraft mehr hat, weitere Krisen befürchtet oder sich schämt.
- Die kranke Person wird von ihrem sozialen Umfeld ausgeschlossen. In beiden Fällen gehen Beziehungen und soziale Unterstützung verloren. Soziale Isolation ist für Menschen mit chronischer Erkrankung ein grosses Risiko.

Jeder Mensch reagiert aufgrund seiner Biografie, seiner Persönlichkeit und seiner Ressourcen individuell auf eine Erkrankung. Die folgende Liste möglicher Bewältigungsstrategien soll einen Überblick über die Vielfalt der Formen geben. Die Aufzählung sagt jedoch noch nichts darüber aus, ob sich eine Bewältigungsform bewährt oder nicht.

Gefühlsebene

Haltung bewahren:	Man zeigt ein hohes Mass an Selbstkontrolle und Selbstbeherrschung.
Fatalismus:	Die Krankheit wird als unabwendbar hingenommen (Schicksal).
Auflehnung:	Man hadert mit dem Schicksal.
Selbstbeschuldigung:	Man gibt sich selbst die Schuld an der Krankheit.
Emotionen:	Die durch die Krankheit ausgelösten Gefühle werden in irgendeiner Form ausgedrückt.
Religiosität:	Man sucht Halt im Glauben.
Unterdrücken:	Gefühle, die der Situation angemessen wären, werden nicht zugelassen.
Optimismus:	Man ist voller Zuversicht, dass die Krise überwunden werden kann.
Passive Kooperation:	Man überlässt sich ganz den Betreuern.

Geistige Ebene

Bagatellisieren:	Die Krankheit wird heruntergespielt.
Ablenken:	Man lenkt seine Aufmerksamkeit auf etwas anderes.
Aufwertung:	Man wertet sich selbst mit der Krankheit auf.
Problemanalyse:	Nach vernünftigem Abwägen wird entschieden.
Vermeiden:	Man geht dem Problem aus dem Weg.
Grübeln:	Ständiges Grübeln wird zur zentralen Beschäftigung.
Stoizismus:	Man trägt das Ganze mit Fassung.
Relativieren:	Man vergleicht sich mit anderen und spielt die Krankheit dadurch herunter.
Sinngebung:	Der Krankheit wird ein persönlicher Sinn verliehen.

Handlungsebene

Kompensation:	Die Verluste oder Nachteile werden durch materielle und ideelle Dinge kompensiert.

Zuwendung:	Man wendet sich andern zu, um Verständnis und Unterstützung zu erhalten.
Rückzug:	Man isoliert sich und geht anderen aus dem Weg.
Wut ausleben:	Ärger, Aggression und Gereiztheit werden offen ausagiert.
Altruismus:	Man setzt sich für andere ein und findet dabei Befriedigung.
Zupacken:	Die Krankheit wird aktiv angegangen – Taten statt Worte.
Ablenkendes Anpacken:	Man lenkt sich durch eine vertraute Tätigkeit ab.
Konstruktive Aktivität:	Man tut etwas Aufbauendes, das man schon lange tun wollte.
Aktives Vermeiden:	Notwendige medizinische Verhaltensweisen werden unterlassen.

(nach Heim et al.; aus: Wendt 1995)

Ein Mensch muss ja nicht bloss die körperliche Bedrohung infolge seiner Krankheit bewältigen, sondern auch die vielschichtigen Veränderungen im psychosozialen Bereich. Bei der Bewältigung einer Krankheitssituation sieht sich die betroffene Person vor folgende Aufgaben gestellt:

* Beseitigen oder Abschwächen schädlicher Umwelteinflüsse
* Gewährleisten bestmöglicher Genesungsbedingungen
* Tolerieren der krankheitsbedingten Folgen und Realitäten
* Anpassen des Lebensstils an die neue Situation
* Anstreben eines emotionalen Gleichgewichtes trotz negativer Gefühle
* Erhalten des Selbstbewusstseins
* Integrieren der krankheitsbedingten Veränderungen in das Selbst- und Körperbild
* Pflege befriedigender sozialer Beziehungen
* Ausleben gewohnter Rollen wie bisher

Um eine optimale Krankheitsbewältigung zu erreichen, empfiehlt es sich, nicht bloss eine einzelne Strategie anzuwenden, sondern aus allen drei Ebenen (Gefühls-, geistige und Handlungsebene) die individuell günstigsten Formen zu vereinbaren. In sozialen Rollen zu leben, erleichtert die Bewältigung. Vor allem Ehe und Elternschaft, aber auch die berufliche Rolle unterstützen den Prozess positiv. Selbstvertrauen ist für die Reduktion von Stress und die Bewältigung eines Problems viel wichtiger und förderlicher als die Suche nach Ratschlägen.

Schmerzen

«Schmerz ist ein unangenehmes Sinnes- und Gefühlserlebnis, das mit aktueller oder potenzieller Gewebeschädigung verknüpft ist oder mit Begriffen einer solchen Schädigung beschrieben wird.»

(Definition der Internationalen Schmerzgesellschaft IASP)

Schmerzen haben grundsätzlich eine lebensnotwendige Warnfunktion, indem sie aufzeigen, dass körperlich etwas nicht in Ordnung ist. Bei chronischen Schmerzen geht diese Funktion weitgehend verloren. Deshalb ist es schwierig, bei ihnen einen Sinn auszumachen. Einem Menschen auf gute Art beizubringen, dass er für den Rest seines Lebens möglicherweise mit Schmerzen leben muss, ist ein schwieriges Unterfangen, das nur mit sehr grossem Einfühlungsvermögen gelingt.

Die Psychologin Liliane Ryser leitete früher das Ambulante Interdisziplinäre Schmerz-Programms (AISP) an der Rheumaklinik und dem Institut für Physikalische Medizin des Universitätsspitals Zürich. Sie war an der Entwicklung des Schmerz-Programmes massgeblich beteiligt und arbeitete während rund drei Jahren in einem interdisziplinären Team mit Schmerzpatienten und -patientinnen. Die Krankheitsbewältigung nahm dabei einen zentralen Stellenwert ein. Auch heute ist es Liliane Rysers Anliegen, Betroffene so weit zu unterstützen, dass sie anschliessend selber besser in der Lage sind, den Weg der Bewältigung zu gehen. «Viele Patientinnen und Patienten erklären mir, dass ihre Schmerzen jederzeit dieselbe Intensität und Qualität haben. Das stimmt aber so nicht, denn bei Schmerzen handelt es sich nicht um etwas Statisches. Ich versuche, die Betroffenen auf ihre eigene Körperwahrnehmung zu sensibilisieren. Wenn sie das schaffen, ist bereits ein wichtiger Schritt erreicht.»

Das Schmerzempfinden ist von Mensch zu Mensch verschieden. Zudem fühlt sich jeder Schmerz anders an. Man denke nur daran, wie unterschiedlich zum Beispiel Bauch- oder Kopfschmerzen, ein Muskelkater oder eine Schnittwunde erlebt werden. Es hängt von der Art der Schmerzen und der persönlichen Situation der Betroffenen ab, welche Bedeutung den Schmerzen zugeschrieben wird. Sie können dem Betroffenen unter Umständen eine enorme Mass an Energie abverlangen, was zu einer verminderten Konzentrations- und Leistungsfähigkeit führt.

Viele Krankheitsbilder sind von physischen Schmerzen geprägt. Daneben gibt es auch seelische Krankheiten, etwa Depressionen oder Ängste, die schmerzhaft erlebt werden. Es handelt sich dabei um einen inneren Schmerz, einen Schmerz der Leere, der Hoffnungslosigkeit, des Gefühls der Leblosigkeit (auch Gefühle der Todesangst können dazu gehören). Die Betroffenen sind verletzt in ihren Gefühlen und ihrer Identität. Auch bei diesen Krankheiten braucht es eine Schmerzbewältigung. Seelischer Schmerz darf nicht vernachlässigt werden und ist genauso real wie physischer Schmerz. Bei chronischem Schmerz handelt es sich um ein komplexes Phänomen. Neben den körperlichen Beschwerden spielen psychische und soziale Aspekte eine wichtige Rolle. Liliane Ryser: «Was unterschätzt wird, ist das Unsichtbare. Man sieht es den Betroffenen nicht an, dass sie unter Schmerzen leiden. Diese Problematik taucht regelmässig in den Einzelgesprächen mit meinen Patienten und Patientinnen auf.» Sie fühlen sich nicht ernst genommen und nicht verstanden, und sie spüren, dass Nichtbetroffene ihnen nicht glauben. Nicht nur die Patienten leiden unter der Unsichtbarkeit, sondern auch die Angehörigen, die im schlimmsten Fall als Unterstützer von Simulanten dastehen.

Die Furcht vor dem Schmerz

Schmerzen beeinträchtigen das Bewegungsverhalten. Je nach Krankheit treten sie bereits bei geringer körperlicher Betätigung auf. Sie verursachen verschiedene körperliche Reaktionen, wie Schwindelgefühle, Schweissausbrüche und Übelkeit. Viele Betroffene fürchten sich nicht nur vor erneuten Schmerzattacken, sondern auch vor weiteren Verletzungen. Deshalb bewegen sie sich nur noch so wenig wie möglich. Ein solches Verhalten wirkt sich langfristig negativ auf den Gesundheitszustand aus und sollte deshalb unbedingt vermieden werden. Wer wegen seiner Schmerzen körperlich inaktiv bleibt, muss weitere negative Folgen erwarten. Die Muskulatur schwindet, und die Fitness nimmt ab.

Wenn ein Patient keine Motivation zeigt, aus seiner Inaktivität herauszukommen, versucht die Therapeutin, seine Gründe zu verstehen. Häufig kommen dann Angst vor der Bewegung und Angst vor erneuter Verletzung hervor. Beide sind nachvollziehbar. Deshalb wird in der Therapie versucht, gemeinsam neue Möglichkeiten der Bewegung zu finden, unter Berücksichtigung der strukturellen Schädigung sowie der momentanen Befindlichkeit des Patienten.

Schmerztherapie – Schmerzprogramm

Je nach Erkrankung ist das Ziel in der Schmerztherapie nicht die Schmerzfreiheit, sondern die Senkung des Leidensdrucks. Zentral sind dabei eine individuell angepassste Aktivität und eine Steigerung der persönlichen Lebensqualität. Deshalb ist es wichtig, dass Schmerzpatienten eine ihrer körperlichen Verfassung angepasste körperliche Betätigung ausüben. Das können ein täglicher Spaziergang, Turnübungen nach Anleitung des Physiotherapeuten, Schwimmen im Thermalbad oder etwas anderes sein. Liliane Ryser: «Eine gute Balance zwischen Erholung und Aktivität ist weder einfach noch schnell zu finden. Man darf nicht ungeduldig werden, wenn das individuell richtige Gleichgewicht nicht auf Anhieb erreicht wird. Es kann sich im Verlaufe der Zeit auch immer wieder ändern. Manche Patientinnen und Patienten geraten in eine Überreaktion, sie wollen alles auf einmal durchziehen und sich selbst und anderen etwas beweisen.»

Ein Mensch, der unter dauernden starken Schmerzen leidet, braucht eine ganz spezielle Betreuung. Neben der rein medizinischen Behandlung sollte seine gesamte Lebenssituation betrachtet werden. In der Schmerztherapie wird versucht, mögliche Ressourcen zu mobilisieren und belastende Faktoren auszuschalten. Trotzdem lässt sich dadurch der Schmerz häufig nicht wegnehmen. Es führt kein Weg daran vorbei, dass der Betroffene lernen muss, mit seiner Erkrankung umzugehen. Psychologische Unterstützung, wie sie zum Beispiel innerhalb des Ambulanten Interdisziplinären Schmerz-Programms (AISP) des Universitätsspitals Zürich angeboten wird, kann dabei helfen. Das Schmerz-Programm wird denjenigen Patienten empfohlen, die seit mehreren Monaten unter Schmerzen leiden und bei denen die bisherigen Behandlungsversuche nicht den gewünschten Erfolg brachten. Es dauert zwei Monate. Das Ziel einer verbesserten Lebensqualität wird anhand folgender Elemente angestrebt:

- gezieltes Körpertraining und Entspannungsmethoden
- Theorieveranstaltungen
- Gruppentherapien
- moderne psychologische und medikamentöse Schmerztherapie.

Im Rahmen des Schmerz-Programms wird versucht, Wege und Möglichkeiten zu finden, um mit dem Schmerz im Alltag besser umzugehen. Daneben ermöglicht die Therapie in Gruppen, sich untereinander auszutauschen und kennen zu lernen. Hilfe zur Selbsthilfe wird gross geschrieben, da die Betroffenen nach zwei Monaten im Alltag wieder auf sich selbst gestellt sind.

Den Schmerz konfrontieren

In einer Schmerztherapie werden verschiedene Bewältigungsmethoden erarbeitet und ausprobiert. Dabei haben sich unterschiedliche psychotherapeutische Ansätze bewährt. Durch Entspannungstrainings erlangt der Patient die Kompetenz, sich selbst in einen Zustand verminderter Verspannung zu bringen. Bewusste Ablenkung hilft den Schmerz einmal auf die Seite zu stellen. In der Therapie erhalten Betroffene deshalb die Möglichkeit, einige Methoden kennen zu lernen, die sie im Alltag selber anwenden können. Der Eigenverantwortung der Betroffenen kommt dabei ein hoher Stellenwert zu. Den eigenen Schmerz gestalterisch auszudrücken, ist für viele ebenfalls ein Weg. Das kann über das Malen passieren, aber auch über die Sprache oder über Musik. Bilder, Worte und Töne verleihen dem Leiden einen Ausdruck. Etwas Belastendes auszudrücken ist gesünder, als es in sich hineinzufressen. Liliane Ryser: «Viele Kranke verstummen mit der Zeit. Sie wollen nicht mehr über ihre Beschwerden sprechen, weil sie die Erfahrung gemacht haben, dass sie nicht ernst genommen werden oder dass sie niemand mehr anhören mag. Mit gestalterischen Mitteln erhalten sie eine Art Ventil, um sich Luft zu machen. Sich auszudrücken ist eine weitere Möglichkeit, sich mit der Krankheit auseinander zu setzen. Auf der einen Seite hilft die kontinuierliche Konzentration auf angenehmere Bereiche des Lebens, auf der anderen Seite konfrontiert man sich bewusst mit der Krankheit. Der Sinn dieser Konfrontation liegt darin, sich gezielt mit einer neuen Lebenssituation auseinander zu setzen und sich von einer alten zu verabschieden.»

Die Schuldfrage

Früher neigte man dazu, die Launen der Götter als Ursache manchen Übels anzusehen; Krankheit konnte einen also grundlos treffen. Später akzeptierte man Krankheit als eine Strafe Gottes. Die Idee, dass Krankheit eine Strafe sei, diente damals dem Erhalt der Gesellschaft: Dem Volk wurde ein Zusammenhang zwischen Krankheit und Verstössen gegen die Regeln suggeriert als Abschreckung vor Sittlichkeits- und anderen Delikten. Die Tatsache, dass sehr viele Menschen krank wurden, erübrigte eine genaue Beweisführung. Wer hatte sich nicht schon selber einmal Schuld aufgeladen?

Auch heute noch lässt sich das Konzept der «Krankheit als Strafe» beobachten, und zwar vor allem bei Betroffenen, die weder eine exakte Diagnose haben noch die Ursache ihrer Beschwerden kennen. Schuldgefühle sind offenbar immer noch leichter zu ertragen als völlige Ratlosigkeit. Wenn die Ursache «Schuld» jedoch nicht die Möglichkeit eröffnet, durch eine Wiedergutmachung vom Leiden befreit zu werden, bringt dieses Konzept nicht viel. Im Gegenteil: Es kommt vermehrt zu Depressionen und andern negativen Formen der Krankheitsverarbeitung. Wer glaubt, seine Krankheit verdient zu haben oder sich als Opfer des Schicksals wahrnimmt, wird wohl nur wenig zur Genesung beitragen. Was ihm dabei entgeht, ist die Chance auf Lebensqualität trotz und mit der Krankheit.

Heute wird sehr viel über Gesundheit gesprochen. Die Medien sind voll von Tipps und Ratschlägen, wie man gesund leben kann. Das ist sinnvoll, weil sich tatsächlich viele Erkrankungen vorbeugen lassen. Trotzdem ist Vorsicht geboten, wenn über die Ursache einer Krankheit diskutiert wird. Ungesunder Lebenswandel und Stress dürfen nämlich nicht für jedes Krankheitsbild verantwortlich gemacht werden. Gegen genetische Vererbung, Unfälle und unklare Ursachen sind wir machtlos. Ein vorschnelles Urteil ist nicht nur unfair den Kranken gegenüber, sondern auch ein Beweis von Ignoranz.

Trotz den Erkenntnissen der Wissenschaft suchen nach wie vor viele Patienten die Schuld entweder beim Arzt oder bei sich selber, im eigenen Verhalten. Wer jahrelang geraucht oder zuviel getrunken hat, neigt dazu, eine Erkrankung als logische Konsequenz zu betrachten. Natürlich kann man Zusammenhänge von Lebensstil und Krankheitsbild nicht leugnen. Es ist aber erstaunlich, wie schnell Betroffene und ihre Angehörigen mit derartigen Begründungen zur Stelle sind – egal, wie komplex die Ursachen einer bestimmten Krankheit sein mögen.

In gewissen Kreisen herrscht zudem die Meinung, dass jede Erkrankung, sei das Krebs oder ein gewöhnlicher Schnupfen, psychologisch gedeutet werden könne. Beim Schnupfen hat man «die Nase voll», beim Magengeschwür hat «es einem auf den Magen geschlagen», bei Gehörproblemen muss man sich fragen: «Welche (unangenehme) Botschaft will ich mir nicht anhören?» Bei Halsschmerzen «will man nicht länger alles runterschlucken» und bei Bauchschmerzen hat man «eine Wut im Bauch». Logisch, oder?

Bei solchen Analysen ist jedoch grosse Vorsicht geboten. Bei Krankheiten gibt es zwar immer einen Zusammenhang zwischen Körper und Psyche. Ein sensibleres Körper- und Seelengefühl zu entwickeln, kann zwar durchaus eine Chance sein: Man lebt bewusster und nimmt sich selber und andere ernst. Trotzdem spielen Erreger und andere äussere Einflussfaktoren bei der Entwicklung von Krankheitssymptomen eine massgebliche Rolle. Die Reduktion der Krankheitsauslöser auf rein psychologische Aspekte ist zu einfach und wird dem Menschen und seiner Umwelt in keiner Weise gerecht.

Krankheit kann übrigens jedes Lebewesen treffen, also auch Tiere und Pflanzen. Über diese Tatsache sollten jene vielleicht nachdenken, die dazu neigen, Schuld als Ursache ihrer Krankheit zu sehen. Obwohl manche Menschen Krankheit als etwas Unnatürliches betrachten, gehören Krankheit und Tod zu denselben Lebensprinzipien wie Geburt und Gesundheit. Diese Phänomene existieren unabhängig von Begriffen wie Schuld, Strafe oder Prüfung.

Dennoch kann eine Selbstreflexion im Rahmen einer Erkrankung nützlich sein. Aber nicht in erster Linie, um deren Ursachen nachzugrübeln, sondern um die Chance wahrzunehmen, einen Moment lang innezuhalten und über sein Leben nachzudenken. Nicht umsonst empfinden Menschen, die ihre Krankheit erfolgreich bewältigen, ihr Leben als bereichert und von neuem Sinn erfüllt.

Pierre Loeb: «Zentral ist, dass der Patient zu einem neuen Selbstverständnis gelangt»

Dr. med. Pierre Loeb führt eine allgemeine Praxis in Basel und ist Arzt für Psychosomatische und Psychosoziale Medizin APPM.

Herr Loeb, Sie führen eine Praxis für Psychosomatische und Psychosoziale Medizin. Inwiefern haben Sie mit chronisch kranken Menschen zu tun?

Pierre Loeb: Ich bin von Hause aus Allgemeinpraktiker. Aber ich habe mich von Anfang an mit Psychosomatik und Psychosozialer Medizin auseinander gesetzt und führe heute eine geteilte Praxis. Ich bin sowohl als Hausarzt als auch als Therapeut tätig, indem ich Einzelgespräche durchführe oder ganze Gruppen betreue. Seit ein paar Jahren betreue ich zusätzlich Menschen mit Angststörungen. Auch während meiner psychotherapeutischen Sitzungen stehe ich für medizinische Notfälle zur Verfügung und bin deshalb immer über den Piepser erreichbar.

Wie verstehen Sie die Begriffe «Psychosomatik» und «Psychosoziale Medizin»?

Pierre Loeb: Im weitesten Sinne geht es darum, nicht nur die körperlichen Symptome eines Patienten zu betrachten und zu behandeln, sondern auch die Hintergründe zu verstehen. Normalerweise spricht man nicht von Psychosomatik, wenn jemand eine Grippe hat und sich deshalb schlecht fühlt. Man spricht erst dann davon, wenn ein Mensch an somatischen Beschwerden leidet, die sich jedoch organisch nicht nachweisen lassen. Wenn es den Leuten weiterhin schlecht geht, obwohl man trotz aller Untersuchungen und Abklärungen keinen behandelbaren somatischen Befund herausgefunden hat, kommt es zu einer Verunsicherung. Schickt man diesen Patienten zum Psychiater, fühlt er sich oft missverstanden. In jedem Fall sollte man den Patienten auf einer breiteren Ebene betrachten und herausfinden, was bei ihm in seiner speziellen Lebenssituation nicht oder nur schlecht funktioniert. Man darf ihn mit seinen körperlichen Symptomen nicht alleine lassen. Die Psychosoziale Medizin befasst sich mit dem ganzen Menschen: seinem Körper, seiner

Psyche und auch dem sozialen Umfeld, in das er eingebettet ist. Beide Bereiche – Psychosomatik und Psychosoziale Medizin – greifen so stark ineinander über, dass man die Begriffe zusammenfassen kann.

Haben Sie dafür eine spezielle Ausbildung absolviert?

Pierre Loeb: Nach dem Medizinstudium habe ich eine bioenergetische Analyse gemacht. Das ist eine körperorientierte Psychotherapie. Und zusätzlich liess ich mich in kognitiver Verhaltenstherapie ausbilden. Doch bereits in der Arbeit mit Paraplegikern habe ich sehr wichtige Erfahrungen gesammelt. Der Schnitt verläuft bei diesen Menschen nicht bloss durchs Rückenmark, sondern natürlich auch durch alle psychosozialen Situationen. Es hat mich beeindruckt zu sehen, wie eine körperliche Schädigung das ganze Leben der Betroffenen grundlegend verändern und massive Auswirkungen nach sich ziehen kann.

Darum geht es genau in unserem Gespräch …

Pierre Loeb: Genau. Zu Beginn meiner Arbeit im Paraplegikerzentrum staunte ich, dass die Patienten überhaupt noch Perspektiven sehen und aus dem Tief herauskommen können. Wenn man aber im Paraplegikerzentrum arbeitet, stellt man fest, dass dieses ein Ort ist, an dem gar keine depressive Stimmung aufkommt. Man versucht dort den Betroffenen beizubringen, wie sie das Optimale aus dem herausholen können, was sie in ihrem Leben nach wie vor haben. Das geschieht auf allen Ebenen: auf der physiotherapeutischen, auf der ergotherapeutischen und medizinischen, aber auch auf der psychologischen Ebene.

Das klingt so einfach: Die Betroffenen lernen das, und dann klappt es. So einfach wird es wohl nicht sein?

Pierre Loeb: Von «einfach» kann überhaupt nicht die Rede sein. Aber diese Menschen haben keine andere Wahl, weil ihre Querschnittlähmung nicht verschwindet. Es bleibt ihnen also nichts anderes übrig als sich der Situation zu stellen. So gehen sie durch die verschiedenen Phasen hindurch: von der Ablehnung über ein Aufbegehren, hin zur Wut bis zum Akzeptieren des Unausweichlichen. Querschnittgelähmte waren vorher meistens Bewegungsmenschen: Skifahrer, Bauern, Töfffahrer. Diese Leute sieht man manchmal später an den Paraolympics wieder. Aber einfach ist dieser Weg ganz bestimmt nicht. Ich bin überzeugt, dass es ohne Trauerarbeit gar nicht geht. Ich versuche Leute, die während eines Trauerprozesses zu mir kommen und vielleicht einen lieben Menschen, ein Haustier, ihre Arbeit oder sonst etwas Wichtiges verloren haben, möglichst ohne Medikamente durch diese Phasen hindurch zu begleiten. So erhält der Trauernde die Gelegenheit, seine Trauer auszuleben und Unterstützung aus dem sozialen Umfeld anzunehmen oder zu lernen, sich solche zu holen.

Man trauert um etwas, das man verloren hat. Bei chronisch Kranken ist dies ein Stück Gesundheit und Lebensqualität. Dann darf ich also festhalten, dass dieser Prozess erstens normal ist und zweitens eine Chance darstellt, zur Phase des Akzeptierens zu gelangen?

Pierre Loeb: Ja, das Ziel ist das Akzeptieren der Erkrankung. Zuerst hofft man ja immer noch «Vielleicht stimmt es ja doch nicht ...» und kommt schliesslich so weit, sich zu fragen: «Was bedeutet das für MICH?» Im Vordergrund steht plötzlich die Frage nach dem Sinn des Ganzen. Es geht um den Versuch, sich mit der neuen Realität auseinander zu setzen und etwas Neues aufzubauen. Das Schönste in meiner Arbeit ist, wenn ein Mensch, der seine Krankheit als Schikane erlebt, dank Therapieprozess etwas über sich lernen kann. Es ist natürlich heikel, wenn man Krankheit generell als Chance bezeichnet. Da muss man schon vorsichtig sein. Man darf dabei jene Menschen nicht vergessen, bei denen vordergründig nichts Positives mehr übrig bleibt. Solche Fälle sind auch für mich als Arzt schwierig. In solchen Momenten geht es darum, dem Patienten die Treue zu halten. In kleinen Schritten muss man gemeinsam herausfinden, wie sich der Alltag gestalten lässt und was sich noch verbessern liesse. Früher mussten die Ärzte, die in den Sanatorien Tuberkulosepatienten behandelten, die Kranken bis zum Tode betreuen. Das war die eigentliche «ärztliche» Tätigkeit. Heute hingegen geht es darum, einem Tuberkulosekranken die richtigen Medikamente zu geben. Das heisst, dass wir uns als Ärzte heute sehr weit weg von dieser ursprünglichen Tätigkeit befinden, in der es darum ging, einen Menschen zu begleiten, und dass wir uns dies wieder aneignen müssen.

Es braucht jedoch auch die Bereitschaft des Patienten, diese Schritte zu gehen, oder?

Pierre Loeb: Ja. Aber dass der Patient die Hilfe annimmt, liegt stark an der Beziehung zwischen Arzt und Patient. Jeder Patient hat natürlich auch das Recht zu verweigern.

Wie gehen Sie damit um, wenn jemand in seiner Krankheit absolut keinen Sinn findet?

Pierre Loeb: Diese Frage stellt sich vor allem beim selbstmordgefährdeten Patienten. Einen Suizid kann ich als Arzt letztlich wahrscheinlich nicht verhindern. Ich kann dem Patienten lediglich helfen, sich jene Gedanken zu machen, für die er im Affekt selber keine Zeit hatte. Auch hier handelt es sich darum, kleine Schritte anstatt grosse zu machen. Meine Aufgabe ist es, dem Patienten aufzuzeigen, welche Möglichkeiten ihm zur Verfügung stehen, die er selber nicht kennt oder an die er nicht gedacht hat. Entweder kann ich sie ihm persönlich vermitteln oder aber zeigen, wo er sich die nötigen Informationen holen kann. Ob ich erreichen kann, dass er dieses Angebot annimmt, ist eine andere Frage. Ich denke, deshalb ist es so wichtig, dass sich der Patient seinen Arzt selber aussucht.

Wie sucht man sich den Arzt aus, der einem entspricht?

Pierre Loeb: Durch Kennenlernen und Ausprobieren. Mich persönlich interessiert zum Beispiel immer, weshalb ein Patient seinen letzten Arzt verlassen hat. Manchmal braucht es diese nachträgliche Klärung, um unnötige Enttäuschungen und Missverständnisse von vornherein zu vermeiden. Gerade bei Langzeitpatienten spielt es sich oft so ab, dass der Arzt zuerst auf ein Podest gestellt und dann, wenn er nicht das Erhoffte bringt, hinunterbefördert und mit dem nächsten ausgetauscht wird. Das sind schwierige Patienten. Ein Therapieprozess ist im Vergleich zu einer neuen, hoch technischen Behandlungsmethode oft ziemlich unspektakulär. Das Begleiten braucht viel Zeit, und der Patient muss jeden Schritt selber machen. Diese Geduld haben manche Betroffene (und manche Betreuer) nicht und wechseln dann ihren Arzt.

Was erwartet ein Patient, wenn er zu Ihnen in die Therapie kommt?

Pierre Loeb: Da ich Hausarzt und Psychosomatiker bin, versuche ich, meine Patienten sowohl körperlich als auch psychosozial zu betreuen. Je nach Diagnose und notwendiger Therapie überweise ich einen motivierten Patienten auch zum Psychiater. Es ist mir wichtig, dass ich diese Leute gut auf diesen Schritt vorbereite.

Verstehen Sie sich als eine Art Zwischenstation?

Pierre Loeb: In gewissen Fällen, genau. Ich kann nicht alle Patienten selber betreuen, kläre jedoch ab, welche Hilfe sie benötigen.

Was empfehlen Sie Personen, die bei sich selber Symptome einer unsichtbaren und/oder chronischen Krankheit beobachten?

Pierre Loeb: Zuerst sollte man mit dem Hausarzt möglichst ausführlich reden und ihn auch informieren, wenn man bereits andere Heilmethoden ausprobiert hat. Man kann ihn bitten, mehr Informationen über das Krankheitsbild zu liefern. Nach allen Abklärungen und nach Einleitung der spezifischen Therapien ist es oft ratsam, mit einem Entspannungstraining zu beginnen. Autogenes Training, Progressive Muskelrelaxation, Yoga oder Meditation können helfen, die erlebten Prozesse zu verinnerlichen. Je nachdem wird dann nach einer weiteren Hilfe gesucht. Das kann ein Psychotherapeut sein oder ein Psychosomatiker, der einen im Umgang mit der Situation unterstützt. Während des Gesprächs mit dem Therapeuten können

Dinge passieren, die Aufschluss über einen inneren Konflikt geben. Der Patient beginnt vielleicht zu weinen oder macht eine bestimmte Körperbewegung. Damit drückt er etwas aus, was er verbal nicht äussern konnte. In einem therapeutischen Gespräch erhält man die Chance, das herauszufinden.

Viele Menschen haben Vorurteile und Ängste in Hinblick auf eine Therapie. Wie lassen sich diese Bedenken vermindern?

Pierre Loeb: Ich denke an einen meiner Patienten, der sich zu Beginn mit der Therapie sehr schwer tat. Doch er hatte einen Traum, der von einer Sonnenfinsternis handelte, die sich gerade aufhellte. In diesem Zusammenhang sah er auch Sterne. Meine Hypothese war: Er sieht Sterne, das sind im übertragenen Sinne Dinge, die noch leuchten und an denen er sich festhalten kann. Der Patient ist jedoch ein astronomisch gebildeter Mann, für den Sterne ein Zeichen von Dunkelheit sind. Erst bei einer bestimmten Dunkelheit werden die Sterne sichtbar. Dieses Beispiel zeigt auf, dass es nicht darum geht, wie ich als Therapeut einen Traum interpretiere, sondern was er für den Patienten bedeutet. Dieser muss herausfinden, welche Gedanken er damit verbindet. Wenn es ihm und mir gelingt, eine gemeinsame Wirklichkeit herzustellen, kann sich eine spannende Begegnung ergeben. Sie kann für den Patienten durchaus eine Herausforderung sein, in bisher noch nie erfahrener Weise etwas über sich, seinen Körper und sein Leben herauszufinden.

Können Sie etwas zum Verhalten der Angehörigen erzählen?

Pierre Loeb: Wir leben in einer Zeit, in der jeder vollauf mit sich selbst und seiner Selbstverwirklichung beschäftigt ist. Oft bleibt für soziales Engagement nur sehr wenig übrig. Das finde ich traurig. Im Altersheim erlebe ich häufig, dass Menschen allein gelassen werden. Es gibt aber auch das andere Extrem, zum Beispiel überbehütende Lebensgefährten, die nicht merken, dass der Patient selber alles versucht, um autonom zu bleiben. Die Rolle der Partner kann man am Beispiel von Angstpatienten gut darstellen. Oft ermöglicht es erst der

Partner, dass die betroffene Person das Haus nicht verlassen muss. Andererseits verhindert gerade er, dass der Patient lernt, sich selbstständig zu bewegen und an Autonomie zu gewinnen. Die Palette der Verhaltensweisen geht von «Abhängigkeit schaffen» bis zur Überforderung der Patienten.

Was empfehlen Sie den Angehörigen?

Pierre Loeb: Es ist wichtig, dass die Betroffenen wieder lernen, für sich selber Verantwortung zu übernehmen. Dies dürfen die Partner und Partnerinnen unter keinen Umständen sabotieren – auch wenn es zeitlich oder finanziell aufwändiger ist.

Zuviel Hilfe der Angehörigen wäre dann eher eine falsch verstandene Hilfsbereitschaft?

Pierre Loeb: Es ist entscheidend zu wissen, dass eine Erkrankung einer Person immer auch einen systemischen Aspekt beinhaltet: Jedes Familienmitglied ist indirekt von der Krankheit betroffen. Ein Teil der Krankheitsbewältigung besteht darin, diese Strukturen, bei denen es auch um Macht geht, aufzudecken und zu entflechten. Der Partner sollte zum Beispiel nur so viel für den Kranken tun, wie dieser wirklich benötigt.

Wie sehen Sie die Rolle des Kranken, wenn er in eine Opferhaltung gerät?

Pierre Loeb: Er kann sich in diese Rolle hineinsteigern. Er wird immer passiver und überlässt die ganze Verantwortung seinen Angehörigen.

Kann man dieses Verhalten als eine ungünstige Bewältigungsform bezeichnen?

Pierre Loeb: Das kann man so benennen, ja. Günstig ist es, wenn man der neuen Realität einen Sinn geben kann und merkt, dass das Ganze etwas Neues bringt. Es kann so weit gehen, dass man sich fragt, ob zuerst so etwas geschehen musste, damit dies oder jenes passiert. Damit sich zum Beispiel eine Beziehung neu orientiert.

Es gibt aber auch Menschen, die nicht in einer Paarbeziehung leben. Wie gehen die damit um?

Pierre Loeb: Ich denke da an einen Bereich, der relativ heikel ist: an die Spiritualität. Über Religion und Glauben zu reden ist schwierig, weil es schnell mit Sektiererei in Verbindung gebracht wird. Indem wir aber zu verstehen lernen, in welchem weiteren Umfeld unser Patient lebt, realisieren wir auch, wer und was ihm in seinem Leben Sinn und Stütze ist – auch wenn es sich dabei nicht um den Lebenspartner oder die -partnerin handelt. Es gibt Menschen, die von ihrer Krankheit klar sagen: «Das ist eine Strafe Gottes.» Andere sagen, es sei eine Herausforderung Gottes. Wieder andere glauben daran, dass sie dank ihrem täglichen Gebet gesund werden. Viele Betroffene zeigen sich vordergründig überhaupt nicht gläubig, beginnen aber nach und nach über dieses Thema zu sprechen. Gerade allein stehende Personen sind noch mehr darauf angewiesen, irgendwo aufgehoben zu sein.

Die Religion ist eine Ressource, die man mobilisieren kann?

Pierre Loeb: Richtig. In der Therapie erwähnt der Patient das Thema von sich aus und testet damit, ob der Arzt darauf eingeht oder nicht. Das Thema ist in unserer Gesellschaft zwar ein Tabu, wie der Bereich der Sexualität auch. In der Therapie darüber zu sprechen, ist eine Chance, weil der Arzt weder eine Erklärung noch eine Antwort haben muss.

Und der Arzt sollte auch kein Urteil abgeben?

Pierre Loeb: Das hoffe ich! Ich hoffe, er gibt kein Urteil ab, sondern bestärkt den Patienten in seiner Suche und hilft in der Enttabuisierung.

Sie haben vorher das Thema Sexualität und Krankheit angesprochen. Können Sie dazu noch ein paar Ausführungen machen?

Pierre Loeb: Es gibt Patienten, die mich primär wegen einer sexuellen Störung konsultieren. In den häufigsten Fällen ist Sexualität ein Ausdruck der ganzheitlichen Selbstwertgefühle. Es ist verständlich, dass man in einer depressiven Phase nur wenig Interesse an Sexualität hat. Das ist dann nicht nur eine Nebenwirkung des Medikamentes, sondern auch Ausdruck des Lebensgefühls. Manchmal ist es hilfreich festzustellen, dass sich ein Problem in allen Bereichen, also auch in der Sexualität, auswirkt. Ich frage die Patienten nach ihrer sexuellen Zufriedenheit. Für viele bietet sich hier die Möglichkeit, darüber zu reden. Gewisse Fachleute lassen dieses Thema bei Kranken und Behinderten gern aus, obwohl auch diese Menschen an Sexualität Freude haben können. Häufig erlebe ich es so, dass ich das Thema während der Therapie einmal beiläufig erwähne und der Patient zu einem späteren Zeitpunkt von selber darauf zurückkommt.

Sexualität darf und soll seinen Platz auch im Leben Kranker einnehmen.

Pierre Loeb: Genau. Egal, unter welcher chronischen Krankheit man leidet, die Sexualität gehört zum Leben, auch wenn sie nun eher ein zärtliches Streicheln oder ein Einander-Halten ist. Sowohl für den Arzt als auch für den Patienten wird es dort schwierig, wo sich keine adäquate Lösung findet. Wenn der Betroffene zum Beispiel sagt: «Ich habe Lust, aber keine Partnerin oder keinen Partner.» Das ist dann nicht einfach. Ich kann ihm lediglich darin beistehen, darüber zu reden, an sich und seiner Beziehungsfähigkeit zu arbeiten und sich auf alternative Erfahrungen von Zusammensein und Berührung einzulassen.

Ich möchte auf die Unsichtbarkeit gewisser Krankheiten zu sprechen kommen …

Pierre Loeb: Diese Patienten haben oft eine spezielle soziale Stellung. Alle sichtbaren und erklärbaren Krankheiten sind besser angesehen. Wenn jemand an einem Herzinfarkt stirbt, ist das sozial hoch angesehen, da der Betroffene sich enorm für seinen Job eingesetzt hat. Er stirbt einen Heldentod. Aber wenn jemand an einer Depression leidet, sieht es anders aus. Gerade die Geisteskrankheiten im weitesten Sinne leiden immer noch unter einem tiefen Ansehen. Andererseits wird heute dank intensiver Aufklärungsarbeit generell mehr Verständnis aufgebracht. Aber trotzdem gilt es als ein Versagen, an Ängsten oder Depressionen zu leiden, da unsere Leistungsgesellschaft eine solche Erkrankung ablehnt. Gleichzeitig zeigt sich ein Ungleichgewicht unseres Systems, wenn so viele Leute unter diesen Krankheiten leiden. Deshalb würde ich Betroffene dazu ermutigen, sich zu ihrem Problem zu bekennen. Je mehr Menschen sich outen, desto normaler und akzeptierter wird das Thema. In meinen Gruppen und Psychotherapien sah ich früher praktisch ausschliesslich Frauen – inzwischen ist das Verhältnis zwischen Männern und Frauen ausgeglichen.

Würden Sie also Menschen mit unsichtbaren Krankheiten empfehlen, sich auch am Arbeitsplatz zu offenbaren?

Pierre Loeb: Diese Frage stellt sich immer wieder. Ich habe hohen Respekt vor Betroffenen, die an ihrem Arbeitsplatz darüber reden. Leider kommt es aber tatsächlich oft zu Kündigungen, zum Beispiel nach Mobbing. In solchen Fällen kann ich nicht empfehlen, dasselbe nochmals zu probieren. Von meiner Haltung her unterstütze ich das Vorhaben, aber immer unter Berücksichtigung der individuellen Situation. Heute verfügen wir leider nicht mehr über diese Nischenplätze in der Arbeitswelt, die wir früher hatten. Deshalb finden viele Betroffene keinen Job.

Ich vermute, dass es einen positiven Einfluss hat, wenn der Arbeitgeber über die Krankheit gut informiert ist. Was denken Sie?

Pierre Loeb: Ganz bestimmt. Es gibt sehr verständnisvolle Arbeitgeber, die auch bereit sind, mitzuhelfen, wenn sie darüber informiert sind. Wenn ich als Arzt den Arbeitgeber im Einverständnis des Patienten anrufe, stosse ich oft auf Verständnis. Es gibt aber auch jene Chefs, die von der ganzen Sache nichts wissen wollen und eine hundertprozentige Belastbarkeit erwarten.

Was halten Sie von Selbsthilfegruppen?

Pierre Loeb: Es kommt darauf an, in welchem Stadium man einer Selbsthilfegruppe beitritt. Ich finde es wichtig, dass es diese Möglichkeit gibt, aber ich könnte sie nicht jedem Patienten empfehlen. Andererseits ist es für einen Betroffenen heilsam, wenn er sieht, wer sonst noch alles unter der selben Krankheit leidet, wie alt die andern sind und welche Berufe diese Leute ausüben. Es ist ein Ort, an dem man sich aussprechen kann.

Was passiert mit den Menschen, die sich alleine fühlen und weder Mut noch Kraft haben, zusätzliche Hilfe zu holen?

Pierre Loeb: Das sind diejenigen, die leider nicht in die Praxis kommen. Es gibt natürlich auch Situationen, in denen ich indirekt zu helfen versuche, in dem ich einem Nachbarn oder einem Bekannten Hilfe anbiete. Wenn jedoch auch diese Hilfe abgelehnt wird, bin ich ohnmächtig. Manchmal läuft die Unterstützung zwischen dem Kumpel, der Coiffeuse, dem Gärtner, der Bardame und dem Betroffenen ab. Manchmal kommt aber erst durch eine akute Verschlechterung des Zustandes etwas ins Rollen, zum Beispiel durch einen Spitalaufenthalt. Leider gibt es auch Menschen, zu denen ich trotz allen Bemühungen keinen Zugang finde.

Sie können in solchen Fällen also nichts anderes tun, als Ihre Hilfe anzubieten?

Pierre Loeb: Ja, das denke ich. Aber als Arzt bin ich nicht der Einzige, der Alternativen anbietet. Da gibts auch den Nachbarn, das Fernsehen und so weiter.

Gibt es noch andere Hinweise, die man den Leuten geben könnte?

Pierre Loeb: Für mich ist es zentral, dass der Patient zu einem neuen Selbstverständnis gelangt. Damit er dank, wegen, trotz oder mit seiner Krankheit einen Weg findet, sich selber (neu) zu verstehen. Ich verstehe darunter eine Art «Gesundschrumpfen». Bei vielen Erkrankten handelt es sich um Personen, die vorher einfach zuviel tun wollten und sich selber permanent überfordert haben. Die Krankheit wirkt hier als ein Regulativ. Oft erhalten diese Menschen zuerst ein paar Mal einen Schuss vor den Bug, das heisst, es gibt diverse körperliche oder psychische Vorwarnungen. Wenn diese nicht ernst genommen werden, reagiert das System und fällt zusammen. Das kann eine Korrektur mit sich bringen, nach der sich der Patient selber neu verstehen lernen muss. Nun hat er die Chance, ein angemesseneres und realeres Leben zu führen. Vielleicht findet er heraus, dass er nun Platz für Dinge hat, die er lange Zeit vernachlässigt hat. Das könnte bedeuten, dass er wieder mehr Zeit für die Familie, für ein Hobby oder für seine Spiritualität hat. Solche Prozesse zu verfolgen, erfüllt mich mit Zufriedenheit.

Was passiert, wenn die Bewältigung nicht auf Anhieb gelingt?

Pierre Loeb: Meist ist es so, dass jemand etwas ausprobiert, das aber im ersten Versuch nicht gelingt. Danach wird aufgegeben. Dabei würde es vielleicht das nächste Mal klappen! Es lohnt sich, Rückfälle zu akzeptieren und dennoch nicht aufzugeben. Der Therapeut kann in diesem Prozess sehr viel Unterstützung bieten.

Die Säulen der Bewältigung

Die erfolgreiche Bewältigung eines Lebens trotz und mit einer chronischen Krankheit beruht auf mindestens fünf Säulen. Als einzelne Säulen würden sie kaum über die Tragfähigkeit verfügen, die sie zusammen aufweisen. Alle fünf Säulen zusammen ermöglichen Ihnen, eine gewisse Lebensqualität wieder zu erlangen und langfristig zu erhalten.

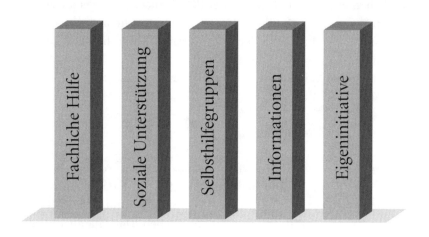

Fachliche Hilfe

Unsicherheit ist zuweilen das Schlimmste, worunter Betroffene leiden. Wie soll man sich verhalten, wenn man nicht weiss, wogegen man ankämpfen soll? Auch wenn die Diagnose einer schlimmen Krankheit Angstgefühle auslöst, ersetzt sie immerhin den Zustand der Unsicherheit. Unsicherheit schafft Probleme im Familienleben. Die Betroffenen können den gemeinsamen Alltag nicht mitplanen, da ihre Zukunft unklar ist. Ungewissheit blockiert das Leben und löst Stress aus. «Welche Art von Behandlung werde ich durchführen müssen? Wer hilft mir im Alltag und wenn es mir schlecht geht? Wohin kann ich mich wenden?» Solche und ähnliche Fragen quälen den Betroffenen. Man kann keine Bewältigungsstrategie entwickeln, bevor man nicht weiss, wozu. Man hat keine Ahnung, welche Symptome als nächste auftauchen und wie man ihnen begegnen soll. Unbeabsichtigterweise unterlassen es manche Ärzte, die Symptome einer Krankheit genau zu erklären. Information ist aber von grundlegender Wichtigkeit. Ohne sie weiss der Patient nicht, woran er leidet und was auf ihn zukommt. Ohne sie kann er keine Selbstverantwortung übernehmen. Und wer gewisse Vorgänge in seinem Körper nachvollziehen kann, kann auch die Massnahmen besser beurteilen.

Nicht selten spielen Verunsicherung und mangelnde Kenntnisse eine Rolle, wenn Patienten die Anweisungen ihres Arztes oder ihrer Therapeutin nicht genau einhalten. Manche Patienten erklären zwar ihrem Arzt, alles genauso gemacht zu haben, wie er es ihnen aufgetragen hat. In Wahrheit haben sie jedoch nur einen Teil davon durchgeführt und den Rest vernachlässigt. In diesem Fall wird eine fachliche Beurteilung für den Arzt problematisch, weil er unwissentlich von falschen Tatsachen ausgeht. Im schlimmsten Fall weigert sich der Patient strikt, den Arzt aufzusuchen oder Medikamente einzunehmen. Hier sind die Fachleute hilflos – sie können so ihren Patienten nicht die Hilfe geben, die ihnen zusteht.

Mut zum Reden

Bei unklaren Anweisungen des Arztes oder wenn der Patient sich die Ausführungen nicht merken kann, kann es beispielsweise zu Verwechslungen bei der Dosierung der Medikamente und zur falschen Durchführung therapeutischer Massnahmen kommen. Vorkommnisse dieser Art verzerren das klinische Bild des Krankheitszustandes und können Folgen für den weiteren Verlauf nach sich ziehen. Deshalb ist es wichtig, den Arzt um genaue Information zu bitten, auch wenn man ihn vielleicht ein zweites Mal fragen muss. Trauen Sie sich und bedenken Sie, dass auch Ärzte nicht hellsehen können. Geben Sie Ihrem Arzt eine Chance. Wegen ihrer «déformation professionelle» kann es leicht passieren, dass Mediziner, ohne es zu merken, einem Patienten zuwenig oder ungenaue Erklärungen gegeben oder in einem Fachkauderwelsch sprechen. Eine gute Zusammenarbeit zwischen Ihnen und Ihrem Arzt oder Therapeuten entsteht nur, wenn beide Seiten ihr Bestes geben. Selbstverständlich sollte auch Ihre Fachperson Sie ernst nehmen und darum bemüht sein, ein gutes Vertrauensverhältnis aufzubauen.

Kommt eine gute Beziehung zustande, ist der Patient viel offener für eine Behandlung und die Verordnungen des Arztes. Es ist wichtig, dass beide von derselben Sache sprechen und sich gegenseitig Vertrauen entgegenbringen. Fühlt sich der Patient verstanden, ist er viel eher bereit, die Therapie- und Behandlungsvorgaben einzuhalten. Leider ist in der medizinischen Praxis die Konsultationszeit meist sehr gering berechnet, so dass für tief greifende Gespräche wenig Zeit bleibt. Andererseits sind manche Patienten auch nicht in der Lage, ihre Beschwerden genau zu beschreiben. Diese bleiben oft vage und sind für den Arzt schwierig einzuschätzen. Versuchen Sie deshalb, Ihrem Arzt genau zu erklären, wie Sie sich fühlen und was Sie empfinden. Sprechen Sie ruhig über Ihre Befürchtungen, falls Sie solche haben. Auch wenn es Ihnen schwer fällt, Ihr Leiden in Worte zu fassen, ist der Arzt oder die Therapeutin auf Ihre genauen Angaben angewiesen.

Die Wahl von Arzt und Therapie

Eine gute Bewältigung baut auf Selbstbestimmung und Eigenverantwortung auf. Deshalb sollte der Patient selber entscheiden können, welchen Therapeuten oder Arzt er konsultiert. Es ist von grosser Wichtigkeit, sich bei der Wahl des Arztes, des Psychotherapeuten oder der Naturheilerin bestimmte Gedanken zu machen. «Kann ich ihm oder ihr vertrauen? Fühle ich mich wohl, ernst genommen und verstanden?» könnten zentrale Fragen bei Ihrer Entscheidung sein. Es ist Ihr Recht als Patient, die behandelnde Fachperson zu wechseln, falls Sie das für notwendig erachten.

Jede Behandlung, sei sie schulmedizinischer, psychologischer oder komplementärmedizinischer Art, sollte vom Patienten kritisch beurteilt werden. Nicht jede Methode, die gerade «in» ist, muss deshalb auch die individuell richtige sein. Sich gründlich darüber zu informieren, ist die eine Seite. Andererseits darf man einer Fachperson auch ein gewisses Vertrauen entgegenbringen. Schliesslich hat sie viele Jahre dafür eingesetzt, sich ein umfassendes und/oder spezialisiertes Fachwissen anzueignen. Dieser Vorsprung an Kenntnissen und Erfahrung sollte entsprechend anerkannt werden.

Wer einem sogenannten «Medical-Shopping» – also dem Marathonlauf von einer Heilmethode zur nächsten – vorbeugen will, muss einige Kriterien beachten. Viele Patienten mit einer chronischen Krankheit sind enttäuscht, wenn die Schul- oder Komplementärmedizin keine Wunder vollbringen kann. Tritt nicht innerhalb nützlicher Frist eine drastische Verbesserung ein, wird eine andere Methode ausprobiert. Das ist soweit in Ordnung und ihr gutes Recht. Es wird aber dann zum Problem, wenn falsche Heilungsversprechen nichts anderes als Frustration und hohe Kosten verursachen.

Eine realistische Einstellung gegenüber den diversen Therapiemethoden ist wichtig. Irene Wössner, Therapieberaterin für ganzheitliche Gesundheitsförderung: «Nur weil heutzutage sehr viel von alternativen und komplementärmedizinischen Therapien geredet wird, heisst das nicht, dass man nun unbedingt eine dieser Therapien machen muss. Ein Mensch, der ein ausgeglichenes Leben führt, genügend Bewegung hat, sich abwechslungsreich ernährt und obendrein auch noch ein gutes soziales Umfeld hat, der hat schon die besten Voraussetzungen, um nicht anfällig für Krankheiten zu sein.» Wem seine wöchentliche Schwimmstunde gefällt und gut tut, sollte diese nicht um jeden Preis zugunsten irgendeiner Therapie aufgeben, von der er möglicherweise noch nicht mal überzeugt ist.

Wer aber wirklich den Wunsch verspürt, etwas Zusätzliches zu tun und eine Therapie ausprobieren möchte, sollte auch etwas Geduld mit seinem Körper und der Therapie haben. Irene Wössner: «Häufig ist es so, dass es bei komplementärmedizinischen Therapien oder Naturheilverfahren etwas länger dauert, bis die Wirkung spürbar wird. Ein guter Therapeut wird die zu erwartende Wirkung auch genau erklären. Wichtig ist, dass man sich in der gewählten Therapie wohl fühlt und nicht mit Widerwillen und Abneigung zur Therapie geht. Auch die Beziehung zum Therapeuten sollte stimmen. Wenn einem der Therapeut absolut unsympathisch ist oder man sich in seiner Gegenwart nicht wohl fühlt, sollte man den Mut aufbringen, den Therapeuten zu wechseln.»

Bei der Auswahl der Therapie muss überlegt werden, ob man aktiv sein will wie zum Beispiel im Yoga oder lieber passiv bleiben möchte, zum Beispiel bei einer Massage. Geklärt werden muss auch, ob eher der Körper oder eher die Psyche im Zentrum der Therapie stehen soll. Und schlussendlich gilt, was Irene Wössner so formuliert: «Komplementär- respektive Alternativmedizin sollte keine Konkurrenz zur Schulmedizin sein, sondern eine sinnvolle Ergänzung. Es geht nicht um ein Entweder-oder, sondern um ein Sowohl-als-auch!»

Hier Irene Wössners Tipps:

Wie erkenne ich einen seriösen Therapeuten?

- Ist er Mitglied in einem Fach- oder Berufsverband? Die Mitgliedschaft sichert eine fachgerechte Ausbildung und Ausübung der Methode sowie oftmals eine stete Weiterbildung. (Man kann sich bei einem Verband nach einem Therapeuten erkunden sowie die Richtpreise für eine Sitzung erfragen.)
- Hat er eine feste Praxisadresse und feste Praxiszeiten?
- Erkundigt er sich genau nach Ihren Beschwerden und fragt er, ob bereits andere Abklärungen stattgefunden haben, und lässt er sich diese auch mitteilen?
- Interessiert ihn auch Ihr Umfeld, Ihre Arbeit, Ihre Lebensumstände? (Ganzheitlichkeit: äussere Umstände spielen auch eine Rolle!)
- Fragt er nach bisher stattgefundenen Behandlungen für Ihre Beschwerden?
- Erklärt er Ihnen genau seine Behandlungsmethode?
- Bespricht er mit Ihnen den Behandlungsplan, das weitere Vorgehen, das Ziel der Behandlung?
- Erklärt er Ihnen die zu erwartenden Reaktionen? (Wirkungen/Nebenwirkungen)
- Kann er Ihnen einen Zeitplan angeben: Wie viele Sitzungen wird es brauchen, um das besprochene Ziel zu erreichen?
- Klärt er Sie über die Kosten der Behandlungen auf, und kann er Ihnen sagen, ob seine Methode über die Krankenkasse abgerechnet werden kann?
- Während der Behandlung: Bespricht er mit Ihnen eine (eventuell nötige) Abweichung vom Behandlungsplan und holt Ihr Einverständnis dazu ein?

Wenn Sie diese Fragen vorwiegend mit Ja beantworten können, sind Sie in guten Händen.

Wann ist Vorsicht geboten?

- Hat Ihr Therapeut kaum Zeit für ein ausführliches Gespräch und rät schnell zu einer teuren Behandlung?
- Drängt Ihr Therapeut auf sofortigen Beginn der Therapie, fühlen Sie sich unter Druck gesetzt?
- Verspricht er Ihnen garantierte Heilung, ohne geringstes Risiko oder Nebenwirkungen?
- Setzt er Sie unter Druck mit negativen Prophezeiungen, falls Sie diese Behandlung ablehnen?
- Nimmt er Handlungen an Ihnen vor, ohne Ihnen vorher genau zu sagen, welche Manipulationen er jetzt anwenden wird, und ohne Ihr Einverständnis abzuwarten?
- Geht er nicht auf Ihren Wunsch nach mehr Informationen über seine Methode ein?
- Lehnt er alle schulmedizinischen Methoden sowie auch andere Methoden ab oder äussert sich über alles andere negativ? (Nur seine ist die «richtige» Methode?)
- Verlangt er von Ihnen, alles andere (zum Beispiel Medikamente) abzusetzen?
- Reagiert er ungehalten, unwirsch und unfreundlich auf Fragen oder Bitten, zum Beispiel beim Verlangen einer Quittung für Barzahlung?
- Verlangt er eine Vorauszahlung?

Treffen eher die Fragen dieses Abschnittes zu, sollten Sie sich besser nach einem anderen Therapeuten umsehen.

Wer psychologische Hilfe benötigt, erkundigt sich am besten beim behandelnden Arzt, einer Patientenorganisation oder direkt bei einem Psychotherapeuten oder einer Psychotherapeutin. Es gibt auch Ratgeberbücher, welche einen Überblick über die verschiedenen Methoden geben. Zu beachten ist ausserdem Folgendes: Ein Psychiater ist ein Arzt mit Medizinstudium, der sich zusätzlich psychologisch schulen liess. Er ist bevollmächtigt, Medikamente zu verschreiben, und seine Therapie wird von der Krankenkasse übernommen. Von Vorteil wählt man einen Psychiater mit einem Zusatzdiplom in Psychotherapie. Daneben gibt es Psychotherapeuten, die ein Psychologiestudium und eine zusätzliche Therapieausbildung genossen haben. Hier gilt es abzuklären, ob die Krankenkasse die Therapie übernimmt. Das Wichtigste ist aber, dass man jemanden findet, zu dem man Vertrauen aufbauen kann.

Fachliche Hilfe finden Sie auch bei Patientenorganisationen und Ombudsstellen. Sie helfen weiter, wenn es um Informationen zur Krankheit und zu den Behandlungsmöglichkeiten, um die Vermittlung nützlicher Adressen, um Selbsthilfegruppen oder um rechtliche und finanzielle Fragen geht.

Soziale Unterstützung

Unterstützung aus dem sozialen Umfeld ist ein viel diskutiertes Thema. Tatsache ist, dass bis zu 90 Prozent aller Hilfestellungen bei Alltagsproblemen von Familienmitgliedern und Nachbarn, Freunden und Verwandten, Sportkollegen und Mitarbeitenden – eben dem sozialen Umfeld – geleistet werden. Das spart dem Staat eine Menge Kosten. Aber darüber hinaus ist diese Form von Unterstützung eine wichtige und uralte Ressource, die ruhig mobilisiert werden kann. Gerade im Falle von Krankheit ist man als Betroffener auf Unterstützung aus dem sozialen Umfeld angewiesen. Denn der Arzt oder Therapeut steht nicht rund um die Uhr zur Verfügung, um sich die Sorgen und Nöte anzuhören, um mit einem das Wochenende zu verbringen oder die Fahrt zur Arztkontrolle zu organisieren. Das tun Menschen, zu denen man eine Beziehung hat und die einem helfen wollen.

Wie eine solche Unterstützung im konkreten Fall verläuft, hängt von verschiedenen Faktoren ab. Sie gelingt auch nicht immer auf Anhieb. Patienten und ihre Familien brauchen Zeit, um sich vom Stress des ersten Schocks der Diagnose oder des Unfalls zu erholen. Sie brauchen Begleitung, um auf realistische Weise die Situation bewältigen zu können und auch die folgenden Jahre gut zu überstehen. Sie müssen lernen, die Krankheit und ihre Folgen in ihrer richtigen Perspektive zu betrachten. Der professionelle Helfer ist dazu da, die Familie von der kurzzeitigen Krise in eine langzeitige Anpassung zu führen.

Nicht nur der Patient ist betroffen

Wenn jemand aus der Familie erkrankt, sind auch alle anderen Mitglieder davon betroffen. Das gilt nicht nur für Kinder, sondern auch für Lebenspartner/in, Mutter oder Vater, Geschwister usw. Die dauerhaft eingespielten Rollen der Familienmitglieder geraten ins Schwanken; das ganze Familiensystem ist von der Veränderung betroffen. Wenn zum Beispiel eine Familienmutter durch Krankheit in ihrer Lebensqualität eingeschränkt ist, dann wirkt sich das mit der Zeit automatisch auf ihren Partner, auf ihre Kinder, auf ihre Arbeit und auf den Freundeskreis aus. Es handelt sich dabei um einen schleichenden Prozess, der sich je nach Krankheitsbild früher oder später bemerkbar macht. Deshalb muss das Familiensystem in die Bewältigungsarbeit möglichst mit einbezogen werden.

Problematisch wird es, wenn eine Krankheit innerhalb des Familienkreises aus falsch verstandener Rücksichtnahme nicht mitgeteilt wird. Jeder Mensch wird seine eigenen Vorstellungen davon haben, inwieweit er seine Angehörigen informieren möchte oder nicht. Aber nur wer von seiner Krankheit erzählt, hat Aussicht auf die nötige Zuwendung und Unterstützung. Zudem hätten die Angehörigen die Möglichkeit, die veränderte Situation zu verstehen und sich daran zu gewöhnen. Die Einstellung: «Ein Indianer kennt keinen Schmerz» bringt langfristig keine Verbesserung und stösst Angehörige vor den Kopf.

Falls Sie befürchten, von Ihren Lieben überbehütet, bemitleidet und als Schwächling betrachtet zu werden, ist es ratsam, diese Befürchtungen offen anzusprechen. Reden Sie darüber, welches Verhalten für Sie am hilfreichsten wäre. Offenheit und Aufklärung in Gesprächen mit Ihren Angehörigen bringen Erleichterung – und zwar auf beiden Seiten. Auch Angehörige sollten über ihre Gefühle und Ängste sprechen dürfen. Manchmal braucht es für all die heiklen Aussprachen einen geschützten Rahmen, den Ihnen eine Beratungsstelle, ein Therapeut oder eventuell auch eine Selbsthilfegruppe bieten kann. Handeln Sie gemeinsam aus, welche Verhaltensweisen und Hilfestellungen für die Angehörigen realistisch sind und vom Patient benötigt oder gewünscht werden.

Helfen – gewusst wie

Bei Ausbruch einer Krankheit beginnen viele Familienmitglieder, all ihre Aufmerksamkeit auf den Patienten zu richten. Das führt zuweilen so weit, dass Angehörige die eigenen Bedürfnisse und Aufgaben und diejenigen ihrer Nächsten vernachlässigen. Von der positiven Unterstützung zur negativen Überbehütung ist es manchmal ein kleine Schritt. Ein Beispiel: Ein älterer Vater erkrankt. Die erwachsene Tochter kümmert sich um ihn und kommt ihren Pflichten als Ehefrau und Mutter nicht mehr im selben Masse nach wie früher. Ihre eigenen Anliegen und Wünsche stellt sie automatisch zurück. Der Patient gewöhnt sich schnell an die Zuwendung und ist bald nicht mehr in der Lage, mit sich alleine zu sein. Wird diese Zuwendung wieder gekürzt, kommen Frustrationen und Aggressionen auf, und die bereits gestresste Familie wird zunehmend belastet.

Es gibt verschiedene Formen von Hilfestellungen, welche Nachteiliges bewirken. Ein paar Beispiele sollen veranschaulichen, was damit gemeint ist:

- Die Märtyrerhaltung: Rund um die Uhr wird alles dafür getan, dass es der kranken Person gut geht. Die Frage ist, wer von beiden – Helfer oder Patient – am Ende mehr leidet.

- Der Beschützerinstinkt: Jede erdenkliche Quelle von zusätzlichem Stress wird dem Patienten von vornherein aus dem Weg geräumt. Diese gut gemeinte Hilfe schliesst Patienten jedoch vom täglichen (Familien-)Leben aus und setzt sie unter eine Art Sicherheitsglocke. Sie fühlen sich unnütz, überflüssig und als reine Problemverursacher.

- Die Bemutterung: Der Patient wird auf Schritt und Tritt beobachtet wie ein unkompetentes, abhängiges Geschöpf. Dieses Verhalten zeigen meist Angehörige, die Schuldgefühle in Bezug auf den Ausbruch der Erkrankung haben.

- Der Super-Optimismus: Die angehörige Person tritt mit unerschütterlichem Optimismus an die Krankheit heran, so dass Gefühle wie Enttäuschung, Entmutigung und Verzweiflung keinen Platz haben. Anstatt die Situation zu entschärfen, was wohl die Absicht ist, entsteht infolge dieses Verhaltens mit der Zeit ein Vulkan voll von gestauten Gefühlen – sowohl beim Betroffenen als auch bei den Angehörigen.

Die Psychologin Liliane Ryser: «Eine Studie zeigt, dass zwischen den Bedürfnissen der Patientinnen, Patienten und den Verhaltensweisen von Angehörigen in vielen Fällen grosse Diskrepanzen bestehen. Hilfestellungen, die von den Angehörigen gut gemeint sind, werden von den Betroffenen oft als Bevormundung oder Ausdruck von Mitleid empfunden.» Ein Überengagement der Familienmitglieder werde von Betroffenen nicht geschätzt. Dem Patienten alle Tätigkeiten abzunehmen und ihn vor jeglichen Alltagsproblemen zu bewahren, dränge ihn noch tiefer in sein Kranksein und mache ihn unmündig. «Wohltuend ist die Anwesenheit einer nahe stehenden Person, ohne dass diese zu aktiv in der Hilfestellung wird. Die grösste Unterstützung sind Ermunterungen wie: «Du schaffst das bestimmt». Die Dis-

184 Soziale Unterstützung

krepanz im Hilfeverhalten resultiert meist aus einer fehlenden Kommunikation zwischen Patientin, Patient und Angehörigen.» Jeder Mensch hat die Freiheit zu entscheiden, wie er mit seiner Erkrankung umgehen will. Trotzdem sollte man ihm verschiedene Möglichkeiten anbieten, die er nach einer Prüfung annehmen oder ablehnen kann. Auch wenn es für Angehörige schwierig ist, diesen Weg anzunehmen – der Entscheid muss immer beim Betroffenen liegen!

Tipps für Angehörige

- Übernehmen Sie nicht die ganze Verantwortung für den kranken Menschen. Sie unterstützen ihn bereits, indem Sie ihm mitteilen, dass Sie mitfühlen und wahrnehmen, dass er oder sie eine schwere Zeit durchmacht.
- Wer an einer schweren, unheilbaren Krankheit leidet, reagiert oft empfindlich und sensibel auf seine Umwelt. Das ist kein schlechter Charakterzug, sondern eine Folge der Erkrankung und muss mit viel Verständnis der Angehörigen aufgenommen werden.
- Aufkommende Gefühle sowohl beim Betroffenen als auch bei den Angehörigen sollten ernst genommen und in einem offenen Gespräch gemeinsam diskutiert werden.
- «Ratschläge sind auch Schläge» – diese Aussage hat viel Wahres. Chronisch kranke Menschen sind es leid, dauernd mit neuen gut gemeinten Ratschlägen bedacht zu werden. Was der Tante des Nachbarn geholfen hat, muss nicht zwingend auch Ihrem kranken Familienmitglied oder Freund helfen. Wundermittel gibt es nicht. Schuldgefühle verursachen Ratschläge wie: «Wenn du bloss dies oder jenes ausprobiert hättest, ginge es dir bestimmt schon wieder viel besser.» Anregungen sind in Ordnung, aber permanentes Präsentieren von Vorschlägen ist belästigend und belastend.
- Bieten Sie dem Betroffenen das Gespräch, Ihre Anwesenheit oder auch direkte Hilfe an. Überlassen Sie ihm aber die Entscheidung, das Angebot anzunehmen oder nicht. Jeder Mensch – auch der Kranke – hat ein Recht auf Autonomie.
- Informieren Sie sich über die Krankheit, um ein realistisches Bild davon zu bekommen. Selbsthilfegruppen und Patientenorganisationen sind auch für Angehörige da.

- Wenn Sie sich mit der ganzen Situation überfordert fühlen und unsicher sind, wie Sie mit dem Betroffenen umgehen sollen, kontaktieren Sie eine Fachperson oder eine Patientenorganisation. Aus deren Erfahrungen können Sie lernen und profitieren.
- Falls Sie eine Selbstmordgefährdung wahrnehmen, sollten Sie den Betroffene darauf ansprechen. Wenn Sie sich unsicher fühlen, sollten Sie unbedingt das Gespräch mit dem behandelnden Arzt aufnehmen.
- Unterstützen Sie die Durchführung der eingeleiteten Behandlungsmassnahmen. Begleiten Sie den Betroffenen zum Arzt oder erinnern Sie ihn an seine Medikamente. Dies darf jedoch nicht in eine Bevormundung des Kranken münden.
- Bei aller gut gemeinten Hilfsbereitschaft: Unterstützen Sie Ihren kranken Partner oder das kranke Familienmitglied nicht darin, sich zu isolieren oder zurückzuziehen. Lassen Sie keine Abhängigkeiten zwischen Ihnen und dem Betroffenen aufkommen. Sonst hat er nämlich kaum eine Chance, sein verändertes Leben selbst in die Hand zu nehmen.
- Legen Sie sporadisch eine Pause in Ihrer Unterstützungsarbeit ein. Pflegen Sie auch Ihre eigenen Bedürfnisse und achten Sie darauf, Familienrituale und -routinen beizubehalten.

Selbsthilfegruppen

Selbsthilfegruppen sind freiwillige, mehr oder weniger feste Zusammenschlüsse von Menschen, die sich zum Ziel setzen, ihre Lebenssituation durch die gemeinsame Bewältigung von physischen, psychischen oder sozialen Problemen, von denen sie entweder direkt oder als Angehörige indirekt in ähnlicher Weise betroffen sind, zu verbessern.

Von Angstzuständen, Amalgamproblemen oder Asthma bis zu Tinnitus oder Zöliakie – fast jedes Problem hat seine eigene Selbsthilfegruppe. Das Internet bietet Gruppen eine geeignete Plattform, um sich mit einer eigenen Website bekannt zu machen. Aber auch das elektronische Telefonbuch und der telefonische Auskunftsdienst können Ihnen helfen, in Ihrer Region eine passende Adresse zu finden. In der Schweiz sind bereits über zweitausend Gruppen registriert, die Tendenz ist steigend. Wer selber eine Gruppe gründen möchte, informiert sich am besten bei einer bereits bestehenden.

Der Eintritt in eine Selbsthilfegruppe stellt für viele Menschen, die an einer Krankheit leiden oder ein anderes Problem haben, einen Wendepunkt dar. In der Gruppe fühlen sie sich verstanden und akzeptiert und finden ihr verloren gegangenes Selbstbewusstsein wieder. Die Unterstützung in der Selbsthilfegruppe wirkt sich positiv auf den Gesundheitszustand aus. Viele Betroffene haben erst in der Gruppe herausgefunden, was ihnen wirklich gut tut und wie sie mit ihrer Krankheit besser umgehen können. Selbsthilfegruppen haben auch eine vorbeugende Wirkung. Wer sich austauschen kann, vermindert das Risiko psychischer Krisen. Der Nutzen einer Selbsthilfegruppe liegt auch in der Verminderung der sozialen Isolation. Es werden neue Kontakte oder sogar Freundschaften geschlossen, welche helfen können, mit den körperlichen und seelischen Belastungen besser klar zu kommen. Durch das Erlernen eines neuen Verhaltens ändert sich oft auch die persönliche Einstellung der Krankheit gegenüber. Man gewinnt an Selbstvertrauen und kann Ängste abbauen. Generell lässt sich bei allen Gruppenmitgliedern eine bessere Bewältigung der Gesamtsituation beobachten. Trotz dieser überzeugenden Argumente lehnen bis zu 60 Prozent der von einer Krankheit Betroffenen die Teilnahme an einer Selbsthilfegruppe ab.

Langjährige Mitglieder einer Selbsthilfeorganisation sind für ihre offene Haltung der Krankheit und anderen Betroffenen, aber auch den Medien gegenüber bekannt. Wer sich in einer Gruppe engagiert – sei es auch nur durch regelmässige Teilnahme – ist oft schon weiter fortgeschritten im Trauerprozess. Trotzdem möchten Selbsthilfegruppen auch all jene zur Teilnahme ermutigen, die noch nicht mit allem zurechtkommen. Genau solchen Betroffenen möchten sie ihre Erfahrungen und Informationen zur Verfügungen stellen. Denn auch in Phasen der Ungewissheit, der Trauer oder der beginnenden Neuorientierung kann der Zusammenhalt innerhalb einer Gruppe unglaublich hilfreich sein. Ein Versuch kostet nichts.

Was passiert in einer Selbsthilfegruppe und wo sind ihre Grenzen?

- Ziel einer Selbsthilfegruppe ist, wie der Name sagt, «sich selbst zu helfen». Die klassische Selbsthilfegruppe wird von Betroffenen gegründet. Alle Mitglieder sind entweder Direktbetroffene oder Angehörige. Eine Selbsthilfegruppe wird nicht professionell geleitet, sondern entwickelt eine eigene Gruppenkultur.

- Die Mitglieder einer regionalen Selbsthilfegruppe treffen sich regelmässig in einem dafür ausgewählten (öffentlichen) Lokal.

- In der Selbsthilfegruppe kann das Bedürfnis gestillt werden, mit anderen Menschen zu reden, die dasselbe erlebt haben und sich mit sehr ähnlichen Problemen auseinander setzen. Es entsteht ein Gefühl der Zusammengehörigkeit oder wenigstens die Gewissheit, mit dem Problem nicht allein zu sein. Solidarität ist eine stark unterstützende Komponente in der Krankheitsbewältigung.

- Die Vermittlung von Informationen über die Krankheit, die Behandlungsmöglichkeiten und den Forschungsstand sowie die Bekanntgabe von Verstaltungsterminen ist zentraler Bestandteil jeder Selbsthilfegruppe. Alles Wissenswerte, das beim Arzt nicht thematisiert wurde, können Sie in der Gruppe erfahren.

- Selbsthilfegruppen leisten nicht nur Aufklärungsarbeit unter ihren Mitgliedern, sondern sie betreiben auch wichtige Öffentlichkeitsarbeit. Je mehr die Bevölkerung über ein bestimmtes Problem weiss, desto mehr Integrationsbereitschaft, Verständnis und Hilfe ist von ihr zu erwarten.

Informationen beschaffen

In den vorhergehenden Kapiteln wurde bereits beschrieben, weshalb eine gute Information des Patienten von grosser Wichtigkeit ist. Wer nicht weiss, worunter er leidet, kann sich einer neuen Situation gar nicht stellen. Wissen ist das A und O, wenn es gilt, eine neue und schwierige Situation aktiv zu meistern.

Viele Betroffene mussten sich bisher noch nie mit gesundheitlichen Problemen auseinandersetzen. Deshalb wissen sie oft nicht, wie man sich effizient Informationen beschaffen kann. Ein paar Hinweise dazu sollen die Suche erleichtern:

Suche nach Informationen zur Krankheit

Wissenswertes über Ihre Krankheit finden Sie in verschiedenen Quellen. Schauen Sie sich doch einmal die Auswahl an Fach- oder Ratgeberbüchern in Ihrer Buchhandlung oder in der Bibliothek an. Wenn Sie im Regal der Buchhandlung nichts Passendes finden, fragen Sie das Personal um Hilfe. Es gibt oft Titel, die älteren Datums oder nicht an Lager sind, die man jedoch problemlos bestellen kann. Das Internet als modernes Medium gibt viel Stoff her. Suchen Sie am besten auf zwei Varianten:

- Schreiben Sie einen Suchbegriff, zum Beispiel «Depression» in das extra dafür bestimmte Feld einer sogenannten Suchmaschine. Davon gibt es inzwischen etliche, wie www.altavista.ch, www.search.ch, www.sear.ch oder www.search11.ch usw. Danach müssen Sie etwas «surfen», um das zu finden, wonach Sie suchen. Nehmen Sie sich genügend Zeit dafür.
- Probieren Sie direkt eine Web-Adresse aus, auch wenn Sie nicht sicher sind, dass sie existiert. Die meisten Organisationen benutzen Namen, wie zum Beispiel www.depression.ch.

Leider ist es bei Internet-Inhalten nicht immer ganz einfach, die Spreu vom Weizen zu trennen. Vergleichen Sie die verschiedenen Websites mit Informationsmaterial, das Sie von Ihrer Patientenorganisation gratis beziehen. Dieses ist übrigens eine weitere, zuverlässige Quelle, die Sie unbedingt nutzen sollten. Diverse Zeitschriften widmen sich gesundheitsspezifischen Themen. Besuchen Sie einmal einen grösseren Kiosk und sehen Sie in aller Ruhe die Auslage durch. In Apotheken und Wartezimmern von Ärzten liegen oft Gratisexemplare auf.

Suche nach Ärzten und Therapeuten

Die Suche nach geeigneten Fachleuten müssen Sie nicht ganz allein anpacken. Oft konsultiert man schon seit Jahren denselben Hausarzt, der die ganze Krankheitsgeschichte gut kennt. Ihn sollte man idealerweise als Koordinator behalten, sofern das Vertrauensverhältnis nach wie vor intakt ist. Er kann Sie an die geeigneten Spezialisten und Therapeuten verweisen und behält trotzdem langfristig den Überblick über Ihre Entwicklung.

Ansonsten steht es Ihnen frei, auf eigene Faust Therapeuten zu suchen. Erfahrungsgemäss ist es sinnvoll, den behandelnden Arzt trotzdem über das Vorhaben zu informieren, damit das gegenseitige Vertrauensverhältnis nicht gefährdet wird. Die Tücken bei der richtigen Wahl einer alternativmedizinischen Behandlung und die Suche nach einer passenden Psychotherapie werden im Kapitel «Fachliche Hilfe» ausführlich besprochen.

Suche nach Selbsthilfegruppen und Patientenorganisationen

Patientenorganisationen und Selbsthilfegruppen finden Sie im Telefonbuch, bei der telefonischen Auskunft (Tel. 111) und im Internet.

Suche nach Erlebnisberichten

Es gibt nicht nur Sachbücher über Krankheiten, sondern auch Erlebnisberichte. Diese sind meistens in Form einer Erzählung geschrieben und lassen sich gut lesen. Ihre Buchhandlung kann Ihnen bei der Suche nach dieser Art von Lektüre bestimmt weiterhelfen.

Suche nach Alltagshilfen

Wer nebst der medizinischen, psychologischen und sozialen Unterstützung auch noch weitergehende Hilfe braucht, sollte nicht zögern, sich solche zu organisieren. Die Bedürfnisse sind sehr unterschiedlich; entsprechend vielfältig ist das Angebot. Überlegen Sie sich, ob Sie eher eine Bügelhilfe, eine Haushalthilfe oder einen Babysitter brauchen. Anzeigen finden sich zum Beispiel in Lokalzeitungen. Meistens bewährt sich jedoch auch eine Hilfe, die man durch «Mund-zu-Mund-Propaganda» gefunden hat.

Eigeninitiative – Tipps zur Steigerung der Lebensqualität

Wie kann man sich einigermassen gut fühlen, wenn man mit den Symptomen und Einschränkungen einer Krankheit leben muss? Wie findet man trotz oder mit einer chronischen Erkrankung zu einer guten Lebensqualität? Gesundsein trotz Krankheit heisst hier das Stichwort.

Als erstes geht es darum, einen gesunden Lebensstil zu pflegen. Gesund leben ist eine individuelle Angelegenheit, auch wenn die Medien sich gegenseitig mit Vorschlägen überbieten, was man alles tun oder nicht tun sollte. Eine ausgewogene Ernährung, genügendes Trinken von Wasser oder leichtem Tee sowie ausreichende und regelmässige körperliche Aktivität bilden die Grundlage einer gesunden Lebensform. Nicht zu vergessen ist dabei der Verzicht auf Rauchen oder übermässigen Alkoholkonsum und andere Sucht- bzw. Genussmittel. Wie diese einzelnen Aspekte umgesetzt werden, hängt von der Persönlichkeit des Einzelnen, seiner körperlichen und seelischen Konstitution, aber auch von der Einbettung in die Gesellschaft und nicht zuletzt von den finanziellen Möglichkeiten ab.

Neben all den guten Dinge für den Körper dürfen Seele und Geist nicht vergessen werden. Es ist gesünder, seinen Gedanken und Gefühlen einen Ausdruck zu verleihen als alles in sich hineinzufressen. Dazu eignen sich besonders alle kreativen und musischen Tätigkeiten. Das Leben bringt zudem immer wieder neue Konflikte, die ausgetragen werden müssen. Viele Menschen fühlen sich dabei überfordert – aber konstruktive Konfliktlösung kann man lernen. Eine belastete Seele ist keinesfalls gesundheitsfördernd, auch wenn man noch so viel Sport betreibt. Ebenso sollte man überprüfen, ob man sich in der Rolle, die man lebt, wohl fühlt oder ob es für eine Steigerung der Lebensqualität hier gewisser Veränderungen bedarf.

Der Balanceakt

Mit einer chronischen Krankheit zu leben gleicht einem Drahtseilakt. Sobald man aus dem Gleichgewicht gerät, verschlechtert sich der Gesamtzustand. Deshalb ist es wichtig, durch einen der Situation angepassten Lebensstil eine Balance zu erreichen zwischen Entspannung und Anspannung, zwischen Erholung und Anstrengung, zwischen «Sich-gehen-lassen» und aktiver Bewältigung. Sorgen Sie deshalb in Ihrer Agenda für fixe Tage, an denen Sie sich ausruhen oder die Seele «baumeln lassen». Unternehmen Sie einen nicht allzu anstrengenden Ausflug, nehmen Sie ein wohlriechendes Bad oder legen Sie sich mit einem Buch und einer Tasse Tee ins Bett. Machen Sie genau das, wozu Sie Lust haben.

Das Entspannungstraining

Autogenes Training, Progressive Muskelrelaxation, Yoga oder Meditation – es ist schliesslich unwichtig, für welche Methode Sie sich entscheiden. Wichtig ist bloss, dass Sie sich der Möglichkeit, total abzuschalten und neue Energie auftanken zu können, nicht von vornherein verschliessen. Besuchen Sie einen Kurs und motivieren Sie Ihren Partner zum Mitmachen. Das Resultat lohnt sich auf jeden Fall.

Hilfe organisieren

Eine Krankheit ist in Ihr Leben getreten und hat zu einer weitreichenden Veränderung Ihres Alltags geführt. Da Sie viel Energie zur Bewältigung der Krankheit brauchen, sollten Sie an anderen Orten sparen. Versuchen Sie, unnötige Tätigkeiten aus Ihrem Alltag zu streichen. Ändern Sie Ihre Einstellung, alles alleine tun zu wollen. Wer Hilfe in Anspruch nimmt, schafft sich damit den für die Krankheitsbewältigung nötigen Freiraum. Schuldgefühle sind fehl am Platze. Fragen Sie sich: Wenn einer Ihrer Freunde oder Verwandten Ihre Hilfe bräuchte, würden Sie nicht auch gerne Unterstützung anbieten?

Nein sagen

Lernen, Nein zu sagen, ist schwieriger als man denkt. Wer krank ist, muss gezwungenermassen zu vielen Dingen Nein sagen. Nein zu Mehrarbeit oder Nein zum Job, Nein zu eigenen Bedürfnissen und solchen anderer Personen (zum Beispiel im Bereich der Sexualität), Nein zu bestimmten Freizeitaktivitäten (zum Beispiel Bergtouren) usw. Das ist deshalb so schwierig, weil man dabei sein Selbstbild revidieren muss: Was früher möglich war, geht heute nicht mehr. Das sollte man sich selbst und auch seinem Umfeld gegenüber eingestehen. Versuchen Sie Ihre Grenzen zu akzeptieren.

Offenheit

Eine unsichtbare Krankheit kann Ihnen niemand ansehen. Umso wichtiger ist es, Ihre Bekannten und Verwandten darüber zu informieren. Schliessen Sie sie nicht aus Ihrem Leben aus, sondern lassen Sie sie daran teilhaben. Trauen Sie sich, auch Ihre Befürchtung vor Bevormundung und Ratschlägen kundzutun.

Aufbau eines Unterstützungsnetzes

Ihr soziales Umfeld wird sich mit grosser Wahrscheinlichkeit im Laufe der Krankheit verändern. Vielleicht gehen Freundschaften auseinander, von denen Sie das nie gedacht hätten. Sie gewinnen aber auch neue Beziehungen, die Sie zum Beispiel in einer Selbsthilfegruppe knüpfen. Soziale Isolation ist wohl die schlimmste unter den möglichen Begleiterscheinungen einer Krankheit. Indem Sie sich Ihr persönliches Kontaktnetz aufbauen, verhindern Sie, dass es dazu kommt.

Genuss

Mit Genuss ist hier nicht der Konsum von Genussmitteln gemeint. Davor muss bei einer Krankheit eher gewarnt werden, insbesondere wenn eine medikamentöse Behandlung durchgeführt wird. Jede Tendenz zu Suchtverhalten ist für das Gelingen einer Bewältigung nachteilig und gefährlich. Mit Genuss ist hier das bewusste Geniessen schöner Momente gemeint: ein gutes Essen bei Kerzenlicht, ein Spaziergang im Wald und vieles anderes – Ihrer Fantasie sind keine Grenzen gesetzt.

Humor

Versuchen Sie, Ihren Humor trotz allem nicht zu verlieren, und denken Sie daran, dass Lachen gesund ist: Das ist tatsächlich so, weil dabei durch die Ausschüttung bestimmter Hormone Glücksgefühle mobilisiert werden. Auch wenn Sie krank sind, haben Sie das Recht, die lustigen und komischen Seiten im Leben wahrzunehmen.

Lieblingsbeschäftigung

Besinnen Sie sich darauf, was Sie immer schon gerne gemacht haben oder gemacht hätten und nie Zeit dafür fanden. Prüfen Sie, wie und ob sich diese Tätigkeit auch heute verwirklichen lässt. Ansonsten suchen Sie etwas, was Sie interessieren, begeistern, aufmuntern oder beschäftigen könnte. Tätigkeiten im musischen und kreativen Bereich eignen sich besonders gut zur Entspannung und zur Aktivierung von Körper, Seele und Geist.

Körperkontakt

Obwohl wir in unseren Breitengraden eher dazu tendieren, nicht allzu viel Körperkontakt zueinander zu habe, sollte darauf nicht ganz verzichtet werden. Jedem Mensch tut es gut, einmal von einem Freund oder vom Partner gehalten zu werden. Auch Zärtlichkeiten und Sexualität gehören zum Leben. Versuchen Sie, trotz Ihrer Krankheit nicht darauf zu verzichten, und spüren Sie bei sich selbst, ob Sie dazu bereit sind. Je nach Lebenssituation kann es auch sinnvoll sein, das Thema in einer Psychotherapie anzugehen.

Pläne schmieden

Versuchen Sie, kurzfristige und mittelfristige Pläne aufzustellen. Mit einem Ziel vor Augen lassen sich Ihre Symptome etwas besser ertragen. Denn Sie arbeiten auf etwas hin, das Ihnen erstrebenswert scheint. Das kann zum Beispiel die Gestaltung des nächsten Wochenendes sein. Wenn es dann doch nicht klappen sollte, dürfen Sie nicht aufgeben. Beim nächsten Mal haben Sie bestimmt Erfolg.

Kontakte pflegen

Der Mensch ist von Natur aus kein Einzelgänger. Er braucht Mitmenschen, zu denen er Beziehungen aufbauen und pflegen kann. Eine gute Beziehung lebt vom gegenseitigen Geben und Nehmen, von regelmässigem Kontakt und einer inneren Anteilnahme am Leben des anderen. Achten Sie darauf, Ihre Beziehungen nicht zu vernachlässigen. Falls Sie infolge Ihrer Erkrankung keine Kraft oder Zeit für Ihre Bekannten haben, orientieren Sie sie über die Gründe. Wer lange Zeit kein Zeichen von Ihnen bekommt, wird sich früher oder später von Ihnen verabschieden.

Haustiere

Haustiere haben einen hohen therapeutischen Nutzen. Man übernimmt eine Verantwortung und muss in gewissen Strukturen leben, wenn der Hund Gassi gehen muss oder die Katze morgens und abends gefüttert werden will. Ein Wesen zu haben, das einen vorbehaltlos liebt, sich streicheln lässt und mit einem auf nonverbale Art kommuniziert, bedeutet vielen Menschen sehr viel. Eine artgerechte Haltung des Tieres sollte jedoch unbedingt gewährleistet sein.

Struktur

Ohne Struktur zu leben fällt den meisten Menschen schwer. Der Alltag lässt sich leichter bewältigen, wenn man weiss, um welche Tageszeit gekocht oder an welchem Wochentag die Therapie besucht wird. Wer krankheitshalber den ganzen Tag zuhause bleiben muss, sollte sich deshalb eine Struktur zurechtlegen. Das kann eine Tages- oder eine Wochenplanung sein. So schaffen Sie sich Fixpunkte, an denen Sie sich festhalten können. Versuchen Sie einmal einen festen Termin für Entspannung einzuplanen und ihn auch einzuhalten.

Körpergefühl

Kranke erleben, dass in ihrem Körper oder ihrer Seele etwas nicht stimmt, dass deutlich spürbare Disharmonien vorhanden sind. Wer lernt, seinen Körper wahrzunehmen und auf ihn zu hören, kann besser abschätzen, was für ihn gut oder hinderlich ist. Dementsprechend sollten Sie Ihren Lebensstil gestalten: Fördern Sie Tätigkeiten, die Ihnen körperlich und seelisch gut tun und bei denen Sie sich wohl fühlen. Das kann zum Beispiel ein täglicher Spaziergang sein. Dasselbe gilt für Behandlungsmassnahmen: Reden Sie mit Ihrem Arzt oder Therapeuten, wenn Sie Veränderungen wahrnehmen oder wenn Sie sich dabei unwohl fühlen. Oder entscheiden Sie sich für eine körperorientierte Therapieform wie z.B. Shiatsu oder Yoga.

Sinnfindung

Fragen Sie sich in einem ruhigen Moment, ob Sie in all Ihrem Leiden auch etwas Gutes, etwas Positives oder Sinnvolles erkennen. Manchmal braucht es ein gutes Stück Selbstreflexion, um herauszufinden, welche Dinge aufgrund der Krankheit besser sind als früher. Es kann sein, dass sich die Beziehung zwischen Ihnen und einer bestimmten Person dadurch gefestigt oder geklärt hat. Es kann auch sein, dass Sie ein ganz neues Bewusstsein für Ihren Körper und Ihre Psyche erlangen. Das Positive im Kranksein zu finden, ist eine höchst persönliche Sache.

Welche Hinweise auch immer Sie ausprobieren mögen – denken Sie immer daran, dass Sie selbst es sind, der die Krankheit bewältigen muss und eine neue Lebensqualität erreichen möchte. Das heisst, dass Sie jederzeit die freie Entscheidung darüber haben, worauf Sie sich einlassen möchten und worauf Sie zumindest vorerst verzichten möchten. Ich wünsche Ihnen gutes Gelingen!

Anhang

Adressen

Angst und Panikattacken

Adressen/Beratung/Therapie

- **AphS (Angst- und Panikhilfe Schweiz)**
  Tulpenweg 2
  3315 Bätterkinden
  Tel. 0878 801 108
  Fax 032 665 22 66
  E-Mail: aphs@aphs.ch
  Internet: www.aphs.ch

- **Selbsthilfegruppe Angst und Panikattacken**
  Tel. 01/202 30 00
  E-Mail: panikattacken@mails.ch

Angstsprechstunden

- **Inselspital Bern**
  Psychiatrische Polyklinik
  Tel. 031 632 88 11

- **Kantonsspital Basel**
  Psychiatrische Universitätspoliklinik
  Tel. 061 265 50 40

- **Universitätsspital Zürich**
  Psychiatrische Polyklinik
  Tel. 01 255 51 27

Internet
www.aphs.ch

Depression

Adressen/Beratung/Therapie

- **Verein EQUILIBRIUM**
  Verein zur Bewältigung von Depressionen
  Neugasse 4/Raingässli 1
  6304 Zug
  Tel. 041 728 71 69
  Fax 041 728 71 66
  (Der Verein bietet Informationen, Adressen, Newsletter und Kurse an)

- **Schweizerische Stiftung Pro Mente Sana**
  Postfach, 8042 Zürich
  Tel. 01/361 82 72
  Fax 01/361 82 16
  Internet: www.promentesana.ch

- **Psychiatrische Universitätsklinik PUK, Zürich**
  Lenggstr. 31
  Postfach 68, 8029 Zürich
  Tel. 01/384 21 11

- **Psychiatrische Klinik Königsfelden**
  5201 Brugg
  Tel.-Zentrale 056 462 21 11

- **Klinik Schützen Rheinfelden**
  Bahnhofstr. 19
  4310 Rheinfelden
  Tel. 061 836 25 25

Internet
www.kompetenznetz-depression.de
www.depression.ch
www.promentesana.ch

CFS – Chronisches Erschöpfungssyndrom

Adressen/Beratung/Therapie

- **Verein CFS-Schweiz**
  Sekretariat
  Postfach 40, 8462 Rheinau
  Tel. 061 481 93 64 oder
       061 824 02 88

- **Beratung gesundheitlicher Probleme bei CFS + Beratung Magnetfeld-Resonanz-Therapie**
  Christina Steen
  Rütmattstr. 6
  5001 Aarau
  Tel./Fax 062 824 02 88

- **Klinisch-Therapeutisches Institut Ita Wegmann Klinik**
  Pfeffingerweg 1
  4144 Arlesheim
  Tel. 061 705 71 11
  Fax 061 701 90 72

Internet
www.fatigatio.de

Migräne

Adressen/Beratung/Therapie

- **«Swiss Migraine Trust» Foundation**
  Frau Colette Andrée-Hargreaves
  Postfach 4037
  4002 Basel

- **Förderverein «Migraine Action»**
  Postfach 211
  4103 Bottmingen
  E-Mail: migraine_action@datacomm.ch
  Der Förderverein «Migraine Action»
  unterstützt die Aktivitäten und die
  Forschungsprojekte der Swiss Migraine
  Trust Foundation. Mitglieder erhalten
  regelmässig Informationen und spezielle
  Vergünstigungen. Das Magazin «Quer-
  kopf» erscheint mindestens 1x jährlich.
  Es werden regelmässig Fortbildungen
  und Gesundheitsseminare durchgeführt.

- **«Kopfweh-Telefon»**
  Beratung, allgemeine Information zu
  den Aktivitäten
  Dienstag bis Donnerstag von 9–12 Uhr
  Tel. 061 423 10 80

- **«Kopfweh-Kalender»**
  zu beziehen bei Förderverein
  Migraine Action

Internet
www.w-h-a.org
www.kopfschmerz.de
www.migraine-action.ch (ab 2002)

Schleudertrauma

Adressen/Beratung/Therapie

- **Schleudertrauma-Verband**
  Horneggstr. 9
  8008 Zürich
  Tel. 01/388 57 00
  Fax 01/388 57 01
  (Beratungstelefon Mo–Do 9–11.30 Uhr)

Hörbücher

- **Schweizerischer Blindenverband**
  Theilegg
  3792 Saanen/BE
  Tel. 033 748 94 94

- **Blindenhörbücherei (SBS)**
  Albisriederstr. 399
  Postfach
  8047 Zürich
  Tel. 01 491 25 55

Internet
www.unfallfolgen.ch
www.schleudertraumaverband.ch
www.sbszh.ch

Tinnitus

Adressen/Beratung/Therapie

- **Schweizerische Tinnitus-Liga (STL)**
  Gemeinnützige Selbsthilfeorganisation
  Sekretariat:
  Frau Annerös Koch
  Postfach 220
  3860 Meiringen
  Tel. 033 971 55 73
  Fax 033 971 55 72
  E-Mail: info@tinnitus-liga.ch
  (auch für regelmässige Veranstaltungen
  und Seminare)

- **Bund Schweizerischer Schwerhörigen-**
  Vereine BSSV
  Schaffhauserstrasse 7
  Postfach
  8042 Zürich
  Tel. 01 363 12 00

Internet
www.tinnitus-liga.ch
www.tinnitus-liga.de
www.tinnitus.org
www.tinnitus-hilfe.org
www.tinnitus-therapie-zentrum.de
www.bssv.ch

Komplementäre Heilmethoden

Adressen/Beratung/Therapie

- **Dipl. Therapieberaterin für ganzheit-**
  liche Gesundheitsförderung FTB
  Auskünfte zu allen praktizierten kom-
  plementären Heilmethoden; individuel-
  le Abklärung und Vermittlung von
  Adressen
  Irene Wössner
  Lochäckerstr. 9
  8302 Kloten
  Tel. 01 813 35 46
  Natel 078 666 96 18

Internet
www.paxis-info.ch (ausführlicher
Katalog von Theapiemethoden)
www.meine-gesundheit.ch (stellt viele
Therapiemethoden vor)
www.naturheilkunde-online.de

Psychotherapie/Psychiatrie/ Psychosomatik

Adressen/Beratung/Therapie

- **Telefonseelsorge: Die dargebotene Hand**
  Tel. 143 (täglich, rund um die Uhr)

- **Kriseninterventionszentren**
  Psychiatrische Universitätsklinik Zürich
  Zentrale Sozialpsychiatrische Dienste
  Militärstr. 8
  8004 Zürich
  Tel. 01 296 73 10
  Fax 01 296 73 19

  Universitäre Psychiatrische Dienste
  Bern (UPD)
  Bolligenstr. 111
  3000 Bern 60
  Tel. 031 930 91 11
  Tel. 031 632 46 11 (ambulante und stationäre Krisenintervention)

- **Psychotherapievermittlungsstelle des Schweiz. Psychotherapeuten-Verbands SPV**
  Weinbergstr. 31
  8006 Zürich
  Tel. 01 266 64 01

- **Akademie für Psychosomatische und Psychosoziale Medizin (APPM)**
  Dr. med. Pierre Loeb
  Allgemeine Praxis
  Psychosomatische und Psychosoziale Medizin APPM
  Winkelriedplatz 4
  4008 Basel
  Tel. 061 361 10 20
  Fax 061 361 01 55
  loeb@dplanet.ch

Internet
www.appm.ch

Schmerzen

Adressen/Beratung/Therapie

- **Ambulantes Interdisziplinäres Schmerzprogramm (AISP)**
  Institut für Physikalische Medizin
  Universitätsspital Zürich

Tel. 01 255 88 66
(bei chronischen Schmerzen)
Tel. 01 255 55 43
(bei Kopfschmerzen)

- **Schmerzklinik Kirschgarten Basel**
  Hirschgässlein 11–15
  Postfach
  4010 Basel
  Tel. 061 295 89 89
  (Anmeldung 9–12 und 14–17 Uhr)

- **Schmerzzentrum Zofingen**
  Tagesklinik für interventionelle
  Schmerztherapie
  Hintere Hauptgasse 9
  4800 Zofingen
  Tel. 062 752 60 60

Internet
www.aisp.ch
www.medizinfo.com/schmerz
www.schmerzforum.de/sf_links.html
www.painweb.de
www.schmerzklinik.ch
www.schmerzzentrum.ch

Selbsthilfegruppen

Adressen/Beratung/Therapie

Team Selbsthilfe Schweiz
Dolderstr. 18
8032 Zürich
Tel. 01 252 30 36
(Vermittlung von Selbsthilfegruppen
Schweiz, Gründung und Begleitung von
Selbsthilfegruppen)

Internet
www.reisemedicus.ch/sh_index.asp
www.avkz.ch
www.aerzte-tg.ch/info/html/
selbsthilfegruppen.html

Patientenberatungsstellen

Adressen/Beratung/Therapie

- **Telefonseelsorge: Die dargebotene Hand**
  Tel. 143 (täglich, rund um die Uhr)
  E-Mail: verband@tel-143.ch
  Hompage: www.tel-143.ch

- **Patientenstelle Zürich**
  Hofwiesenstr. 3
  Postfach
  8042 Zürich
  Tel. 01 361 92 56
  Fax 01 361 94 34

- **Patientenstelle Basel**
  Hebelstr. 53
  Postfach
  4002 Basel
  Tel./Fax 061 261 42 41

- **Stiftung Schweizerischer**
  Patientenorganisationen (SPO)
  SPO Zürich
  Zähringerstr. 23
  Postfach 850
  8025 Zürich
  Tel. 01 252 54 22
  Fax 01 252 54 43

  SPO Bern
  Eigerplatz 12
  Postfach 345
  3000 Bern 14
  Tel. 031 372 13 11
  Fax 031 372 13 16

  SPO St. Gallen
  Rosenbergstr. 85
  9000 St. Gallen
  Tel. 071 278 42 40
  Fax 071 278 20 40

- **Rechtsberatungsstelle für**
  Unfallopfer und Patienten
  Werdstr. 36
  8004 Zürich
  Tel. 01 242 43 48

- **Beratungsstelle für berufliche**
  Vorsorge
  Werdstr. 36
  8004 Zürich
  Tel. 01 299 99 50

- **Ombudsmann der sozialen**
  Krankenversicherung
  Morgartenstr. 9
  6003 Luzern
  Tel. 041 226 10 10
  (Mo–Fr 9–11.30 Uhr)
  Fax 041 226 10 13

Internet

Internet/Krankheiten und Gesundheit
www.beobachter.ch
www.krankheiten.ch
www.getwellness.ch
www.medicine-worldwide.ch

Internet/Suchmaschinen
www.google.ch
www.altavista.ch
www.sear.ch
www.search.ch
www.search11.ch
www.megasearch.ch (Verzeichnis aller
Suchmaschinen und Kataloge)
www.metacrawler.com

Literaturliste

Zu den einzelnen Themen

Angst und Panikattacken

H.U. Wittchen, M. Bullinger-Naber, M. Dorfmüller: Hexal-Ratgeber: Angst. Angsterkrankungen, Behandlungsmöglichkeiten. Karger Verlag (1995)

Kenneth Hambly: Am liebsten ginge ich nicht mehr aus dem Haus. Agoraphobie und Panikattacken überwinden. Beltz Verlag (1996)

Fritz Riemann: Die vier Grundformen der Angst. Reinhardt Verlag, 33. Aufl. (2000)

Siegfried Kasper: Soziale Phobie. Dt. Universitätsverlag Wiesbaden (2000)

Hans Reinecker: Phobien, Agoraphobien, soziale und spezifische Phobien. Hogrefe Verlag (1993)

Depressionen

H.U. Wittchen: Hexal-Ratgeber: Depression. Wege aus der Krankheit. Karger Verlag (1995)

Catherine Derivery: Befreit aus einer Hölle. Bastei Lübbe (2000)

Ruedi Josuran, Verena Hoehne, Daniel Hell: Mittendrin und nicht dabei. Mit Depressionen leben lernen. Haffmanns Verlag, 5. Aufl. (1999)

Brigitte Woggon: Ich kann nicht wollen! Berichte depressiver Patienten. Hans Huber Verlag, 2. Aufl. (2000)

CFS – Chronisches Erschöpfungssyndrom

Werner Zenker: Das Chronische Erschöpfungssyndrom. Econ Verlag (1996)

Prof. W. Nix: Immer müde – bin ich krank? Trias Verlag (1996)

Werner Zenker: Aber an mich denkt keiner! Mein Partner ist chronisch krank. Patmos Verlag (1998)

Renate Dorrestein: Heute ich, morgen du. Bastei Lübbe Verlag (1997)

Migräne

Oliver Sachs: Migräne. rororo Verlag (1996)

Schleudertrauma

Giuseppe di Stefano: Das sogenannte Schleudertrauma. Neuropsychologische Defizite nach Beschleunigungsmechanismen der Halswirbelsäule. Hans Huber Verlag (1999)

Dr. med. Bruno Baveira. Bezugsquelle: Schleudertrauma-Verband, Zürich

Claus F. von Classen, Ralf Dehler:
Das HWS-Schleudertrauma – moderne medizinische Erkenntnisse. Uni-Med Bremen (1999)

Rudolf Keiser: Akte Soialversicherungen. Helbling & Lichtenhahn (2000)

Tinnitus

Bernhard Kellerhals, Regula Zogg: Tinnitus-Hilfe. Ein Arbeitsbuch für
Patienten und ihre ärztlichen und nichtärztlichen Helfer. Karger Verlag (2000)

Komplementäre Heilmethoden

Urs Gruber: Ratgeber Naturheilkunde. Beobachter-Buchverlag (2001)

Psychotherapie/Psychiatrie/Psychosomatik

Isabelle Meier, Koni Rohner: Psychotherapie. Beobachter-Buchverlag (1998)

Trauer

Verena Kast: Trauern. Phasen und Chancen des psychischen Prozesses. Kreuz Verlag
(1999)

Patientenberatungsstellen

Hanspeter Thür: Wer bezahlt bei Krankheit und Unfall? Saldo-Ratgeber (2000)

Krankheitsbewältigung allgemein

Claus Buddeberg, Jürg Willi (Hrsg.): Psychosoziale Medizin. 2. Aufl.
Springer (1998)

Ellen Fischer: Warum ist das gerade mir passiert? Wie wir Krankheiten deuten
und bewältigen. Herder (1993)

Ivan Illich, Paul Watzlawick, Verena Kast, Erwin Chargaff et al.: Was
macht den Menschen krank?: 18 kritische Analysen (Vorträge anlässlich des
Internationalen Kongresses «Gesundheit in eigener Verantwortung – Mensch–
Medizin Gesellschaft» vom 10.–14. September 1990 in Hannover). Birkhäuser
(1991).
– Daraus: Fritz Hartmann. Selbstverantwortetes Gesundsein. (1991)
– Daraus: Klaus Jork. Gesundheitsselbsthilfe. (1991)
– Daraus: Erika Schuchardt. Vom Gesund-Sein der Kranken:
  Forschungsergebnisse aus 500 Biografien der Weltliteratur zur Verarbeitung
  kritischer Lebensereignisse. (1991)
– Daraus: Verena Kast. Selbst- und Weltbegegnung im Trauern. (1991)
– Daraus: Heinz D. Basler, Psychologische Methoden der
  Schmerzbewältigung. (1991)

Johannes Neumann. Behinderung: von der Vielfalt eines Begriffs und dem Umgang damit. Attempto-Verlag. (1995)

Franz Petermann. Compliance und Selbstmanagement. Hogrefe (1998)

A. Royer. Life with Chronic Illness: Social and Psychological Dimensions. Praeger (1998)

Susan Sonntag. Krankheit als Metapher. Fischer (1981/1993)

Kurt Tepperwein. Loslassen, was nicht glücklich macht: der Weg zur inneren Freiheit. mvg, 10. Auflage (2000)

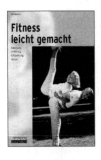

Fitness leicht gemacht
Fit sein hält gesund, und wer fit ist, fühlt sich gut. Dieser Ratgeber bietet Schritt für Schritt den richtigen Einstieg ins Training. Er vermittelt das nötige Grundwissen, enthält einfache Übungen für zu Hause und gibt Hinweise zur richtigen Ernährung. Fitness kann man in jedem Alter trainieren, und bereits mit wenig Aufwand kann man sich und seiner Gesundheit viel Gutes tun.

144 Seiten, farbig illustriert, broschiert

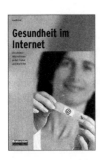

Gesundheit im Internet
Kündigen Schmerzen in der Brust einen Herzinfarkt an? Ist Heilfasten wirklich gesund? Solche Fragen beantwortete früher nur der Arzt. Heute klickt man sich ins Internet. Dieser Ratgeber erklärt, wie man im Internet Gesundheitsinformationen gezielt suchen und beurteilen kann. Mit einem Verzeichnis von 100 ausgewählten Websites.

160 Seiten, farbig illustriert, broschiert

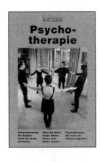

Psychotherapie
Wenn es um unser Innerstes geht, weigern wir uns nur allzuoft, Hilfe anzunehmen. Und bleiben mit unseren Ängsten, Nöten und Konflikten allein. Dieser Ratgeber hilft weiter: Woher kommen psychische Störungen, was steckt dahinter? Welche Therapien gibt es? Was darf man von ihnen erwarten? Wie teuer ist eine Behandlung und was zahlen die Krankenkassen?

240 Seiten, broschiert

Gut beraten! Beobachter

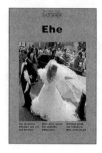

Ehe

Was bedeutet das Eherecht konkret für Mann und Frau? Wie steht es mit der Gleichberechtigung? Wer bestimmt über das Geld, und wie wird es bei einer Scheidung aufgeteilt? Worauf sollen Unternehmer achten? Was, wenn ein Ehepartner stirbt? Dieses Handbuch ist keine Garantie für eine glückliche Ehe, – aber garantiert ein Mittel gegen manch unnötigen Streit.

224 Seiten, broschiert

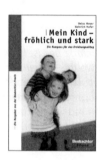

Mein Kind – fröhlich und stark

Eltern fühlen sich in der Erziehung oft wie Chaospiloten. Sie sollen den Kurs angeben, haben aber selbst keinen Kompass dazu. Wie sich der alltägliche Erziehungsstress besser meistern lässt, zeigt dieser Ratgeber. Dabei bietet er keine billigen Rezepte an, sondern erläutert mit vielen Beispielen, wie Eltern Erziehungsprobleme angehen können.

312 Seiten, broschiert

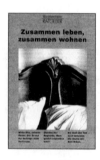

Zusammen leben – zusammen wohnen

Neue Formen des Zusammenlebens – ob Wohngemeinschaft oder Konkubinat – sind heute nichts Aussergewöhnliches mehr. Doch fehlen konkrete gesetzliche Regeln zur Konfliktvermeidung und -lösung. Dieser Ratgeber zeigt mit Tipps und Musterverträgen, wie eine Partnerschaft auch bei dieser Lebensform eine gute Basis erhält.

200 Seiten, broschiert

Gut beraten! Beobachter

MEHR RATSCHLÄGE ...

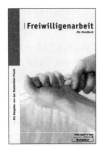

Freiwilligenarbeit

Wo wird Freiwilligenarbeit geleistet? Wie finde ich die für mich passende Tätigkeit? Welche meiner Fähigkeiten kann ich dabei einsetzen, welche neu erwerben? Was für Ausbildungsangebote gibt es? Wie nutze ich Freiwilligenarbeit für meinen beruflichen Werdegang? Antworten auf diese und viele weitere Fragen gibt der Ratgeber «Freiwilligenarbeit».

200 Seiten, broschiert

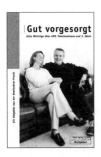

Gut vorgesorgt

Es lohnt sich, rechtzeitig über seine Altersvorsorge Bescheid zu wissen: Wie gross wird meine Rente sein? Welche Folgen hat eine vorzeitige Pensionierung? Wo bestehen Vorsorgelücken? Wie kann ich privat vorsorgen und dabei Steuern sparen? Anschaulich erläutert dieses Buch das 3-Säulen-System und zeigt mit vielen Tipps, wie man die Vorsorge optimieren kann.

248 Seiten, broschiert

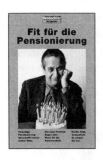

Fit für die Pensionierung

Wie wird sich mein Leben ohne bezahlte Arbeit verändern? Wie wirkt sich die Pensionierung auf mein Selbstvertrauen aus, wie auf meine Beziehung? Wie sieht die besondere Situation der Frau aus? «Fit für die Pensionierung» gibt Ratschläge zu diesen Lebensfragen und behandelt auch die wichtigen Themen Finanzen, Erbrecht und Gesundheit ausführlich.

352 Seiten, broschiert

BEOBACHTER

LESEN

NICHT NUR.

SIE

ABONNIEREN.

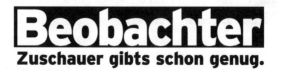